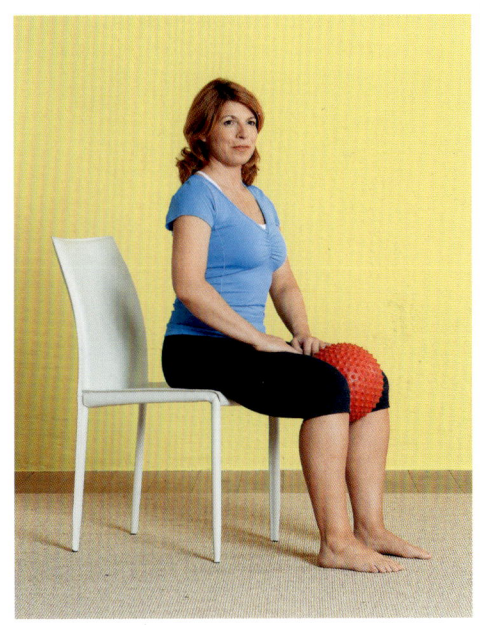

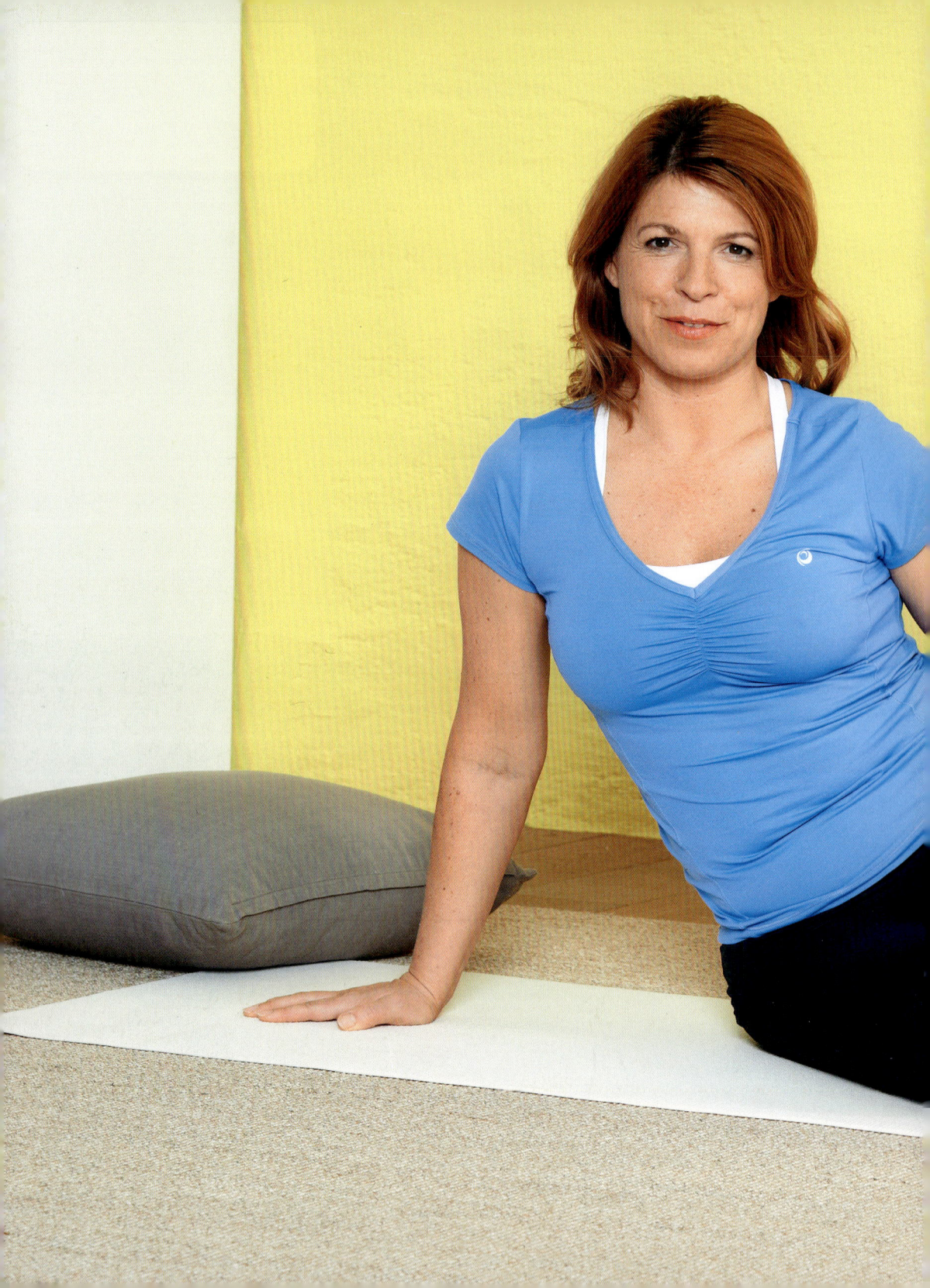

HEIKE HÖFLER

Beckenboden

Kräftigen · Entspannen · Sensibilisieren

blv

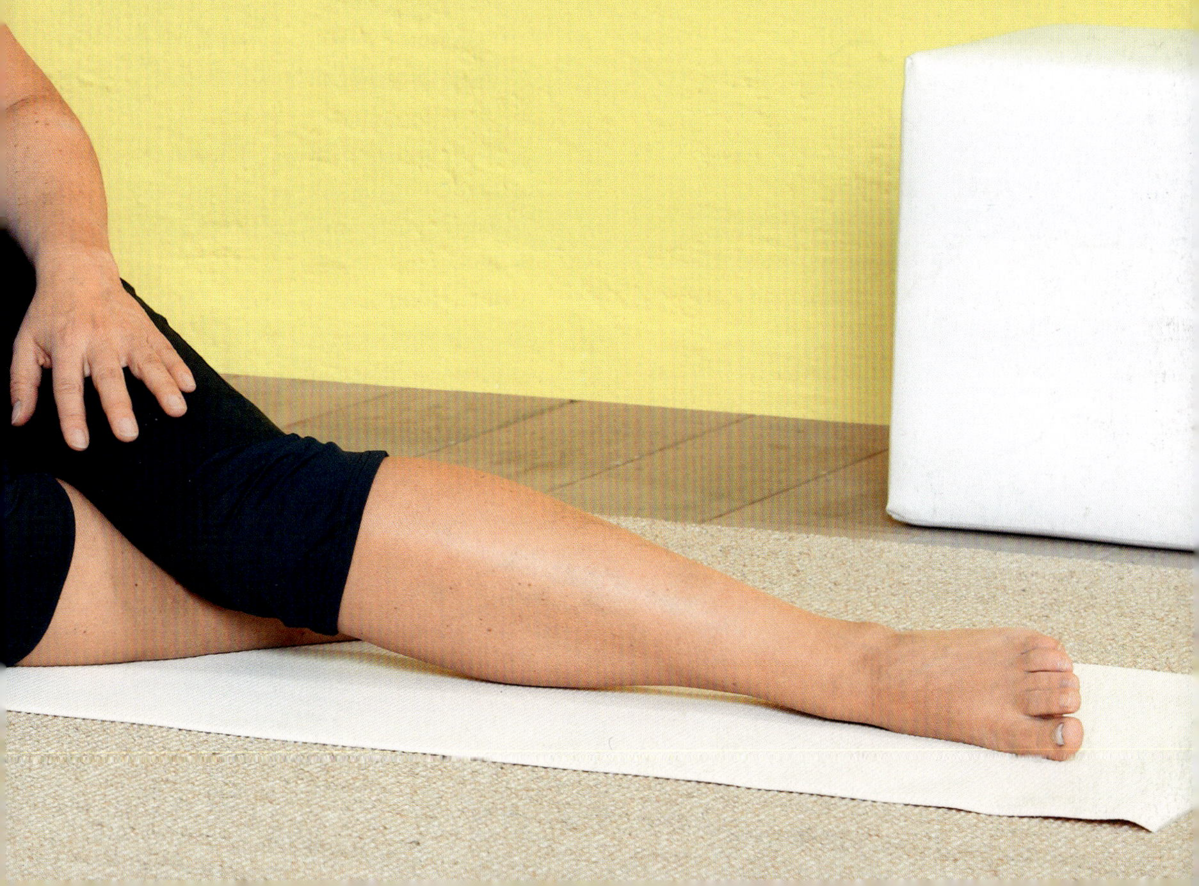

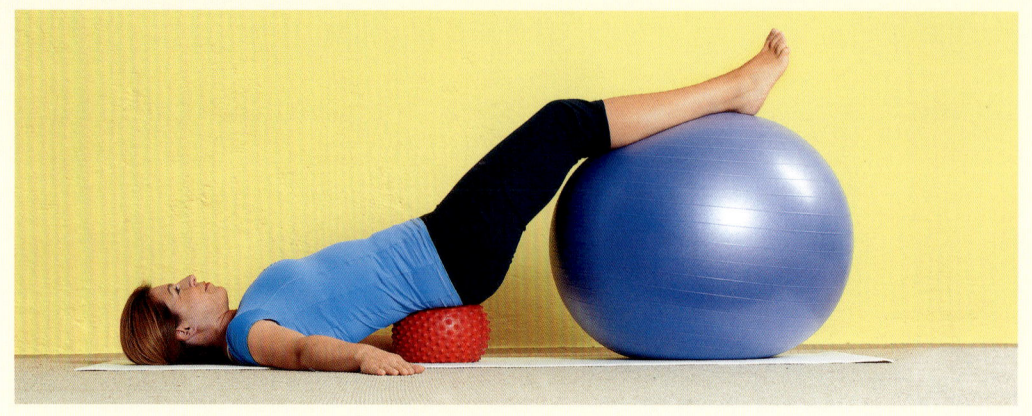

Was Sie in diesem Buch finden

Vorwort: Warum ist das Beckenbodentraining so wichtig?

Kontinenzprobleme sind häufiger, als man denkt:

Bis zu 50% aller **Frauen** haben Probleme, den Urin zu halten, wobei die eine Hälfte von einer Harnbelastungsinkontinenz, d. h. einem Urinverlust beim Husten, Niesen, Heben, Sport oder anderen körperlichen Anstrengungen betroffen ist und die andere Hälfte von Urinverlust bei nicht unterdrückbarem Harndrang oder Mischinkontinenz.

Auch **Männer** suchen immer häufiger Rat, wenn nach einer Radikaloperation der Prostata Urinverlust auftritt.

Bei Frauen wie auch bei Männern wird bei jeglicher Form der Harninkontinenz das Beckenbodentraining empfohlen, um einer Blasen- und auch Darmschwäche vorzubeugen und diese zu behandeln.

Da viele Betroffene verlernt haben, ihre Beckenbodenmuskulatur aktiv anzuspannen, müssen die meisten zunächst (wieder) lernen, ihren Beckenboden wahrzunehmen, um dann später ein Kraft-, Ausdauer- und Haltetraining sinnvoll und korrekt durchführen zu können.

Es empfiehlt sich daher, anfänglich das Training unter Anleitung von speziell geschulten Physiotherapeuten durchzuführen.

Einmal erlernt lassen sich spezielle Beckenbodenübungen, wie sie im vorliegenden Buch sehr anschaulich illustriert sind, **selbständig zuhause durchführen.**

Dabei muss kein langes »Turnprogramm« absolviert werden.

Dreimal täglich fünf Minuten reichen in der Regel aus, um die bestehende Harninkontinenz zu beseitigen oder zumindest zu lindern. Als Nebeneffekt verbessern sich das Körpergefühl und das gesamte Wohlbefinden.

Integrieren Sie das Beckenbodentraining in Ihren Alltag und wenden Sie es regelmäßig an!

Wer weiß, wie es geht, kann einer Blasen- und Darmschwäche sinnvoll vorbeugen und diese aktiv angehen.

Informieren Sie sich! Dazu ist dieses Buch hervorragend geeignet!

Prof. Dr. Daniela Schultz-Lampel
Direktorin des Kontinenzzentrum Südwest,
Schwarzwald-Baar Klinikum
Villingen-Schwenningen

Vorwort: Beckenboden – Kraftzentrum und Haltesystem

Der Beckenboden der Frau befindet sich im unteren Bereich der Bauchhöhle. Dieser Bereich ist einem enormen Druck ausgesetzt und muss gleichzeitig die Verankerung von Blase und Mastdarm gewährleisten. Durch die anatomischen Besonderheiten der Frau bzw. das Vorhandensein der Vagina bildet diese Stelle eine natürliche Bruchpforte. Deshalb hat sich die Natur ein komplexes Haltesystem ausgedacht.

Eine Verflechtung von Bindegewebe, Haltebändern und Muskelgruppen sichert die korrekte Position der Unterbauchorgane und bewirkt deren natürliche Funktionen wie Entleerung oder Verschluss (Kontinenz).

Im Laufe der Zeit aber können durch eine Vernachlässigung des Beckenbodens, durch Fettleibigkeit, aber auch nach der Menopause durch Hormonmangel oder durch eine Gebärmutterentfernung Auflockerungen in diesem Bereich und später sogar Senkungen entstehen. Ferner bewirkt die nachlassende Muskelkraft im Beckenboden eine ganze Palette von Störungen: Blasen- und Darmentleerungsstörungen, Urin- und Stuhlinkontinenz und häufig eine Einschränkung der Sexualität.

Seit 2005 beschäftige ich mich mit der operativen Behandlung derartiger Störungen; bis Mitte 2014 in dem EUREGIO-Kontinenz-Zentrum Aachen, seit Mitte 2014 nunmehr als Koordinator des Kontinenz- und Beckenboden-Zentrums am Marien Hospital Düsseldorf. Beide interdisziplinären Zentren sind von der Deutschen Kontinenz Gesellschaft als zertifizierte Institutionen anerkannt.

Es ist absurd, sich als Therapeut nur auf die operative Korrektur des Beckenbodens zu konzentrieren. Eine Straffung des Bindegewebes und Neuverankerung der Beckenorgane alleine reichen nicht immer aus, um die tatsächlichen Beschwerden der Patientinnen zu lindern, auch wenn wir üblicherweise in unserem Zentrum die (gesunde) Gebärmutter erhalten wollen. **Mindestens genauso wichtig ist, wie viele Studien inzwischen belegen, das regelmäßige Trainieren der Beckenboden-Muskulatur: das Lernen, diese wahrzunehmen und somit entsprechend gezielt aufzubauen.** Erwarten Sie nicht, dass die Beckenbodenchirurgie das alleinige Allheilmittel Ihres Blasen- und Darm-Problems ist! Durch Muskeltraining können Sie aktiv Ihre eigene Lebensqualität zu verbessern – und dadurch unsere Arbeit unterstützen. **In diesem Sinne empfehle ich Ihnen herzlich das folgende Buch als Motivation und Begleiter Ihres Trainings. Es ist sehr verständlich geschrieben und durch das anschauliche Bildmaterial eine wahre Bereicherung für Patientinnen, aber auch für das Fachpersonal.**

Herzliche Grüße aus Düsseldorf

Ihr Dr. med. Müller-Funogea
Chefarzt und Leiter des Kontinzenz- und Beckenboden-Zentrums,
Marien Hospital Düsseldorf

Vorwort: Blasenschwäche durch Training vorbeugen

Jede dritte Frau zwischen 35 und 50 Jahren und jede zweite Frau über 50 Jahren leidet zeitweilig an unwillkürlichem Harnabgang. Männer in fortgeschrittenem Alter und besonders nach Prostataoperationen sind ebenfalls betroffen. Das Problem ist also weit verbreitet, nur spricht man meist nicht darüber. Hauptsächlich anfällig sind Menschen mit einer Veranlagung zur Bindegewebsschwäche, Frauen mit meist mehreren Geburten auf natürlichem Wege und Frauen mit länger anhaltendem Hormonmangel im fortgeschrittenen Lebensalter.

Seit vielen Jahren befassen wir uns mit dem Problem der Blasenschwäche und haben zur Behandlung hauptsächlich die Operation eingesetzt. Immer häufiger sehen wir jedoch, dass auf einen Eingriff verzichtet werden kann, weil inzwischen die Technik der Beckenbodengymnastik herangereift ist. Diese ermöglicht es in Verbindung mit einer guten Anleitung, den unwillkürlichen Harnabgang erfolgreich unter Kontrolle zu bekommen.

Beckenbodengymnastik ist nicht schwer zu erlernen. Das tägliche Training nimmt nicht viel Zeit in Anspruch. Das vorliegende didaktisch gut aufgebaute und reich bebilderte Buch kann der Leserin und dem Leser dazu verhelfen, durch gezielte Übungen die Beckenmuskulatur zu kräftigen und damit die Kontrolle über die Blase wiederherzustellen.

Sie stärken das Gefühl für diese Körperregion und hierdurch auch die sexuelle Empfindungsfähigkeit.

Wir empfehlen Ihnen, die Scheu abzulegen und über das Thema des unwillkürlichen Harnabgangs mit Ihrem Arzt und Ihrer Krankengymnastin zu sprechen. Sie erhalten kompetente Beratung und Hilfestellung mit unterstützenden Maßnahmen. Dieses Buch wird zu einem dauerhaften Erfolg beitragen.

Dr. med. Martin Müller
ehem. Chefarzt der Frauenklinik
Villingen-Schwenningen

Einführung

In diesem Buch geht es um die Gesunderhaltung bzw. Rückgewinnung eines stabilen, kräftigen Beckenbodens mitsamt seiner Schließmuskeln. Dem Beckenboden kommt in unserem Körper eine einmalige Bedeutung zu, die oft viel zu wenig bekannt ist und beachtet wird.

Vielleicht haben Sie sich noch nie mit dem Beckenboden, diesem verschwiegenen, in der Tiefe und Mitte unseres Körpers liegenden Muskel beschäftigt. Noch weniger haben Sie ihn bewusst erfühlt und wahrgenommen. Denn häufig führt dieser Muskel ein Schattendasein in unserer Zivilisation. In unserer Tiefe liegt eine enorme Kraft, die wir aus Unwissenheit oft überhaupt nicht anzapfen und verloren gehen lassen.

Der unbekannte Muskel

Deshalb wird es höchste Zeit, dass Sie sich mit diesem besonderen Powermuskel beschäftigen, denn er beinhaltet für den Menschen Kraft, Stärke, Energie, Vitalität und ein gutes Lebensgefühl (wenn es ihm gut geht). Dieses Buch kann Ihre Lebensqualität erheblich verbessern. Denn es gibt Ihnen wichtige Informationen und zeigt Ihnen viele Übungen zum Thema »Beckenboden«.

Tabu-Thema Inkontinenz

Hierzu gehört zuallererst das Tabu-Thema »Inkontinenz«, das viele Menschen hinnehmen, weil sie denken, man kann nichts dagegen machen. Aber weit gefehlt, man weiß heute, dass aktive Beckenbodenübungen genau dieses Problem beseitigen oder, wenn man die Übungen von jungen Jahren an ausführt, erst gar nicht aufkommen lassen. Ein starker Beckenboden hebt auch das Selbstwertgefühl – außerdem tut es äußerst gut, etwas aktiv für sich und das Gesamtbefinden tun zu können. In Fachkreisen ist bekannt, dass jede fünfte junge Frau bereits mit dem unwillkürlichen Verlieren von Urintröpfchen z. B. beim Lachen, Niesen oder Treppensteigen Bekanntschaft gemacht hat. Spätestens ab diesem Zeitpunkt sollte man aktiv mit dem Stärken des Beckenbodens beginnen, denn diese Muskeln sind sehr gut trainierbar. Auch Männer kommen übrigens mit diesem Problem in Berührung, spätestens ab dem Zeitpunkt, wenn die Prostata sich bemerkbar macht.

Kein »Seniorensport«

Ich rate aber allen jungen Menschen, schon früh mit Beckenbodenübungen zu beginnen. Ich empfinde es als sehr schade, dass in unserer Gesellschaft junge Menschen so wenig darauf hingewiesen werden, dass das beste Fitnesstraining weniger wichtig ist als das Wahrnehmen und Kräftigen der Beckenbodenmuskeln. Denn wer kann sich richtig an einer guten Bauchmuskulatur freuen, wenn die Beckenbodenmuskulatur abgeschwächt ist? Beckenbodenübungen sollten deshalb so früh wie möglich in den Alltag integriert werden. Ich bin mir ganz sicher, dass Sie darüber in späteren Jahren sehr froh sein werden.

Eine starke Beckenbodenmuskulatur verhindert und verbessert aber nicht nur Inkontinenzprobleme, sondern stärkt auch die Haltung und den Rücken und beeinflusst die Sexualität bei Frau und Mann positiv. Der Beckenboden ist schließlich die Basis unserer Weiblichkeit und Männlichkeit.

Zur Prävention und Rehabilitation

Jedoch kann ich aus jahrelanger Erfahrung weitergeben, dass diese Übungen auch in späteren Jahren noch sehr wirksam sind. Leider wurden in der Vergangenheit viel zu viele Operationen vorgeschlagen und ausgeführt, um Blasenprobleme oder Gebärmutter- sowie Scheidenvorfälle zu behandeln. Heute weiß man, es kann zu Vernarbungen und einer veränderten Anatomie im Unterbauch kommen, die nach einiger Zeit oft schlimmere Auswirkungen haben als der Zustand vor der Operation. Ich möchte an dieser Stelle Herrn Prof. Dr. med. Klaus Goeschen zitieren, der diese Erkenntnis sehr schön beschrieben hat: »Der Beckenboden der Frau ähnelt der Kuppel einer Kathedrale. In der Mitte dieser Kuppel liegt die Gebärmutter. Eine Kirchenkuppel kann nur dann ihre Form und Stabilität erhalten, wenn jeder einzelne Stein an der richtigen Stelle sitzt. Wird ein Stein oder ein tragendes Element entfernt, fällt die Kuppel in sich zusammen. Wenn nun die komplizierte Architektur des Beckenbodens durch die Entfernung der Gebärmutter verändert wird, tritt hier eine vergleichbare Schwächung auf.

Da der Gebärmutterhals direkt oder indirekt mit allen wichtigen Halte- und Stützbändern des Beckenbodens verbunden ist, wird eine Gebärmutterentfernung diesen Bereich schwächen. Bauchdruck und Schwerkraft wirken nach Entfernung der Gebärmutter nur noch auf die zusammengenähte weiche Scheidenwand ein, wodurch keine ausreichende Kraftübertragung mehr auf die Bänder stattfindet. Ohne dieses Training werden die Bänder schwächer und schwächer. Es kommt zur Lockerung der Bänder und des Gewebes, was zu einer erneuten Scheidensenkung führt.«

Dies mussten viele Frauen nach einer solchen Operation erfahren. Deshalb bitte erst trainieren, und nur operieren, wenn die Senkung zu sehr fortgeschritten ist.

Aber auch für die Rehabilitation nach einer Operation sind die Übungen unerlässlich. Das Gleiche gilt für den Mann vor und nach einer urologischen Operation!

Körperzentrum Beckenboden

Der Beckenboden hat nicht nur eine zentrale Stellung, weil er im Zentrum unseres Körpers liegt, sondern auch, weil er alle unsere inneren Organe stützt sowie Harn- und Geschlechtsorgane (positiv oder negativ) beeinflusst. Der Beckenboden trägt viel und muss viel ertragen. Nicht immer gehen wir sorgsam mit ihm um. Bei der Frau stellen Schwangerschaft und Geburt große Anforderungen an ihn. Verliert er mangels notwendiger Kräftigung und Übung an Spannung, leidet seine Stütz- und Tragefunktion genauso wie sein Schließmechanismus für die

Blase (und evtl. den After) sowie seine bedeutende Funktion beim Geschlechtsakt. Leider macht man sich häufig erst dann über den Beckenboden, also die Grundlage unseres Beckens, Gedanken, wenn er Probleme macht, wenn er nicht mehr als feste Grundlage und Unterstützungsfläche empfunden werden kann, weil er keine gute Grundspannung mehr aufweist, oder wenn seine Schließfunktion beim Niesen oder beim Hüpfen nicht mehr ausreicht. Wie gut tut es dagegen der Psyche und dem Selbstwertgefühl, wenn die Basis unserer Weiblichkeit oder Männlichkeit als fest, stark, tragend, kräftig empfunden wird und überhaupt sensibel wahrgenommen werden kann. Das Gegenteil, ein loser, lascher, spannungsloser Beckenboden, macht gehemmt, unsicher und unzufrieden.

Körperbewusstsein und Selbstbewusstsein

Jeder wünscht sich aus den verschiedensten Gründen einen kräftigen, intakten, tragenden, aber auch empfindsamen Beckenboden, der ein positives Selbstbild und Selbstwertgefühl beträchtlich unterstützt. Doch nicht jeder ist bereit, etwas dafür zu tun – oder man will etwas dafür tun, weiß aber nicht, was. Aus diesem Beweggrund ist das vor Ihnen liegende Buch entstanden. Es soll Ihnen zum einen Aufklärung verschaffen über die verschiedenen und wichtigen Funktionen des Beckenbodens, über seinen Aufbau mitsamt seinen tragenden Muskeln und im Besonderen über seine Beeinflussungsmöglichkeiten sowie Trainierbarkeit durch Übungen. Denn nur regelmäßige, gezielte Übungen werden Ihren Beckenboden bis in die späten Jahre hinein kräftig, genügend tragfähig, intakt, stabil und auch sensibel erhalten. Außerdem sorgen die Übungen für mehr Bewusstheit in diesem Bereich. Manche Menschen haben nicht nur schwache Beckenbodenmuskeln, sondern auch verspannte. So seltsam sich dies auf den ersten Blick anhört, so ist es doch sehr wohl auch in dieser Körperzone möglich. In diesem Fall müssen Blockierungen gelöst werden, sodass Gefühle wieder vertieft empfunden werden und Energien frei fließen können.

Sicherheit und Vorbeugung durch Kräftigung

Ich freue mich für Sie, wenn Sie zu diesem Buch gegriffen haben, bevor sich die ersten Schwächen zeigen. Sie werden mit den vorbeugenden Übungen nicht nur in späteren Jahren Inkontinenzprobleme vermeiden, sondern auch jetzt schon mit einem stabilen, kräftigen Beckenboden Ihre Freude haben. Viele Interessierte werden jedoch sicher zu diesem Buch greifen, weil der Beckenboden nicht mehr so gut funktioniert wie früher, weil er zu erschlaffen droht, vielleicht durch Geburten oder den nachlassenden Östrogenspiegel in den Wechseljahren oder durch einen Blasenvorfall oder eine Gebärmuttersenkung, und weil es beim Spazierengehen, Kisten hochheben, Niesen oder Lachen manchmal »tröpfelt«. Möglicherweise stehen Sie auch vor einer Unterleibsoperation und der Arzt oder eine Bekannte wies Sie daraufhin, dass Sie es doch zuerst einmal mit Beckenbodengymnastik versuchen sollten. Und ich kann Ihnen versichern: Viele meiner Kursteilnehmerinnen versicherten mir, dass sie eine anstehende Operation durch diese regelmäßigen Übungen verhindern konnten. Und das ist doch eine tolle Sache, oder?

Wenn der Beckenboden seine Spannung verloren hat, macht sich dies oft bemerkbar in einem Gefühl des »nach unten Offenseins« oder »es fällt gleich etwas heraus«. Das Gefühl, etwas zu verlieren oder nicht halten zu können, ist unangenehm und nagt am Selbstwertgefühl.

Wenn man nichts dagegen unternimmt, können Senkungen der Scheidenwände oder der Gebärmutter entstehen. Inkontinenzprobleme (unfreiwilliger Harn-, manchmal sogar Stuhlabgang) sind dann die Folge.

Eine funktionstüchtige Muskulatur, über die Sie Bescheid wissen und die Sie zu lokalisieren gelernt haben, vermag solche Beschwerden zu verhindern bzw. erheblich zu verbessern. Deshalb ist die Bewusstmachung und Stärkung dieser Muskulatur, zu der auch Harnröhren-, Scheiden- sowie Aftermuskel gehören, das wichtigste Ziel dieses Buches.

Training mit Spaß und Abwechslung

Die Übungen zeigen sehr vielseitige und abwechslungsreiche Trainingsmöglichkeiten auf, denn Gymnastik soll nicht nur zweckdienlich sein, sondern auch Spaß machen. In diesem Buch zeige ich Ihnen leicht erlernbare und ausführbare Beckenbodenübungen – aber ich zeige Ihnen auch nicht ganz alltägliche Übungen, die Ihnen sicher Vergnügen bereiten.

Mein Rat

Die Übungen helfen bei Senkungsbeschwerden, bei Inkontinenzerscheinungen, bei Rückenschmerzen, zur Stabilisation des Beckens und der Eingeweide, bei mangelnder sexueller Erlebnisfähigkeit, aber auch nach Geburten und gynäkologischen Operationen.

Bei einigen Übungen benötigen Sie einen Noppen- oder Pezziball, ein Thera-Band®, einen Hocker oder Stuhl, einen Holzstab oder einfach die Wand.

Rat für die medizinische Praxis

Auch Medizinern wie Gynäkologen, Urologen, Orthopäden oder Sexualtherapeuten bietet das Buch wertvolle praktische Informationen sowie eine erstklassige Hilfe für ihre Patienten, wie sie vor oder nach Operationen zielgerichtet üben können.

Beckenbodenübungen sind die beste Möglichkeit zur Vorbeugung und Therapie von gynäkologischen, urologischen und sexuellen Problemen oder Störungen: Schwächen können aufgehoben oder korrigiert werden. Das körperliche und seelische Wohlbefinden und damit mehr Selbstsicherheit werden sich mit regelmäßigem Training bald einstellen.

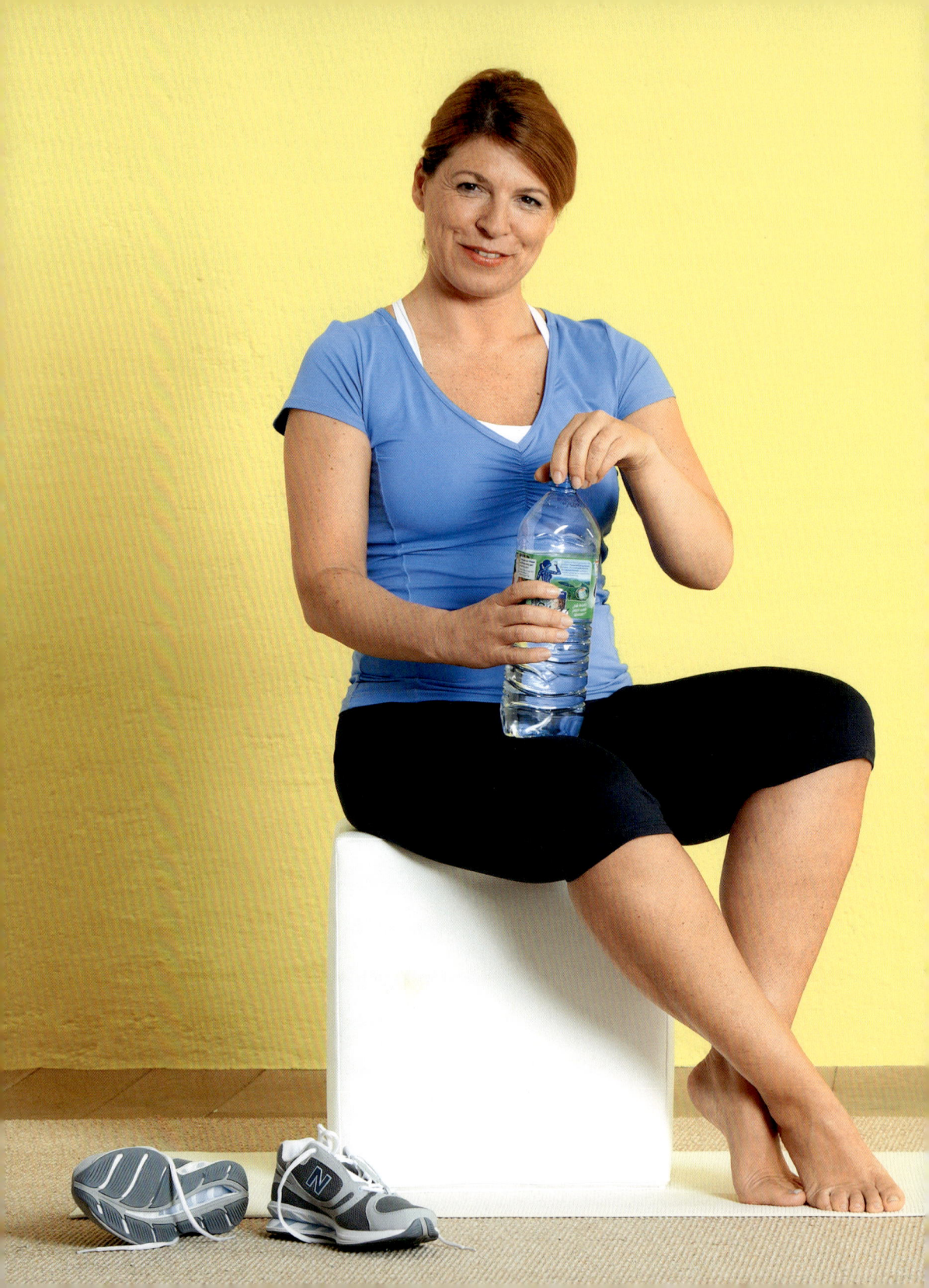

Entdecken Sie Ihren Beckenboden

Erfreulich ist, dass in den letzten Jahren dieses Thema mehr und mehr enttabuisiert wurde und Frauen und Männer sich zu ihren Beckenbodenproblemen bekennen sowie gezielt etwas dagegen unternehmen wollen. Schließlich sind die Beckenbodenmuskeln genauso trainierbar wie andere Muskelgruppen auch.

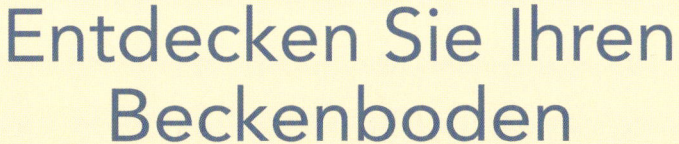

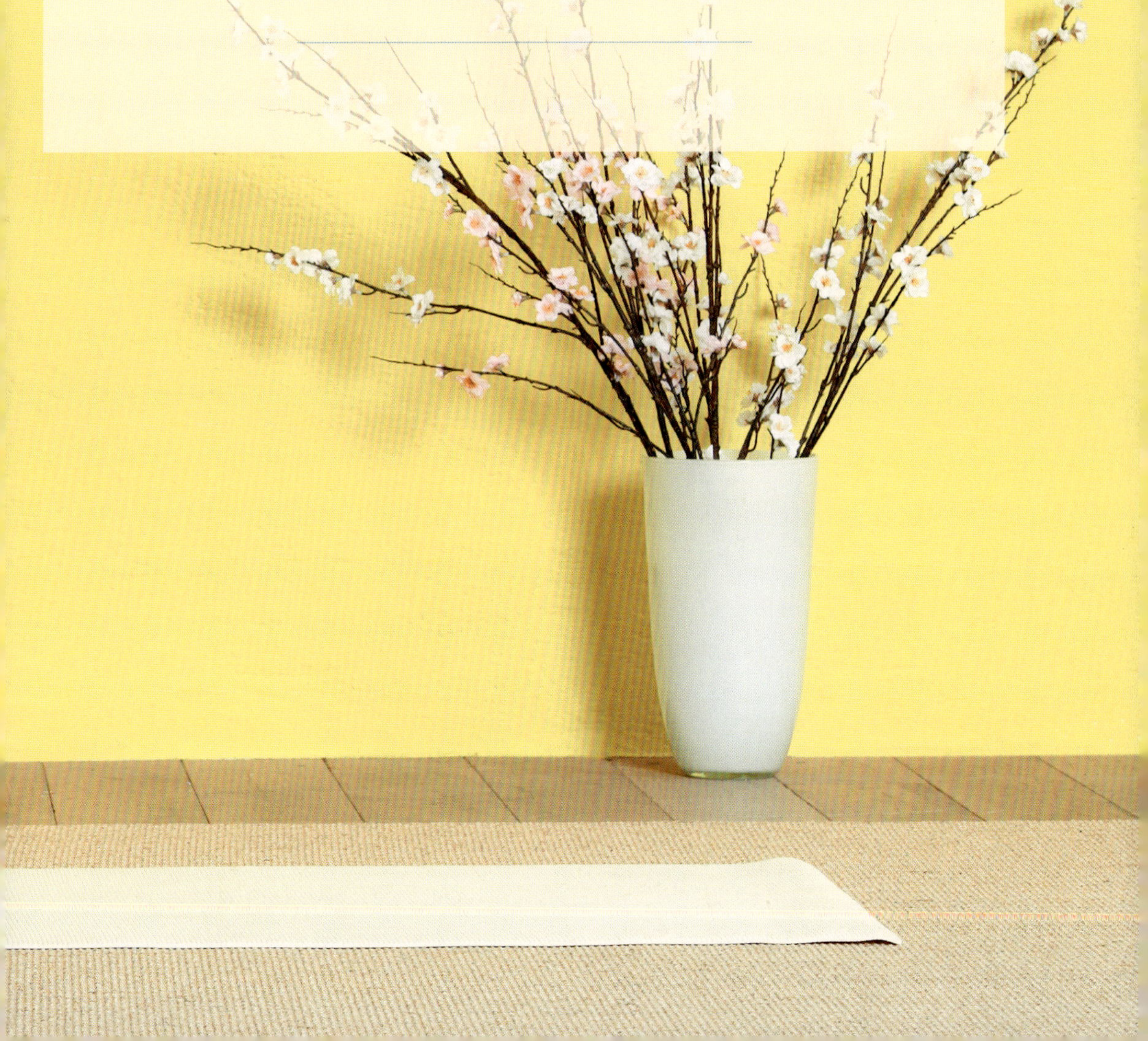

Anatomische Grundlagen

Der Beckenboden hat etwas mit dem Zwerchfell (Diaphragma), unserem wichtigsten Atemmuskel, gemeinsam. Beide bewegen keine Gelenke, sondern »nur« Weichteile, wobei beide sich zu einem Mittelpunkt hin zusammenziehen.

Nur mit »Muskelgefühl« wahrnehmbar

Der Unterschied besteht darin, dass das Zwerchfell den Bauchraum nach oben hin abschließt und sich nach unten senkt, wenn es sich beim Einatmen zusammenzieht, wogegen der Beckenboden den Bauchraum nach unten begrenzt und sich nach oben anhebt, wenn er angespannt wird. Da diese Muskeln keine Gelenke bewegen, ist der Übende auf sein Muskelgefühl für diese tief in unserem Körper

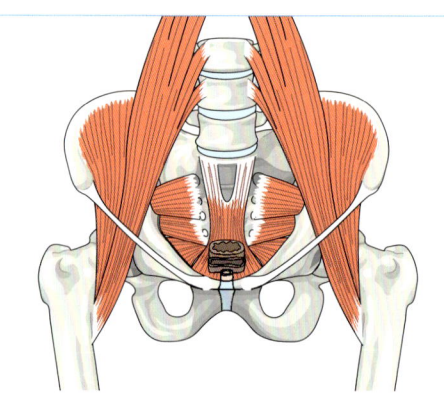

✷ Frontalansicht der Beckenbodenmuskulatur und des Beckens

liegenden Muskelgruppen angewiesen – und dies ist häufig kaum ausgeprägt oder gar nicht vorhanden.

Meistens wurde uns in unserem Kulturkreis schon als Kind sehr früh deutlich gemacht, dass diese Region eine Tabuzone darstellt. Man tat so, als wäre sie nicht da, und daher konnte auch kein gesundes Muskelgefühl entstehen. Dieses Muskelbewusstsein muss meist erst aufgebaut werden.

Die Beckenbodenmuskulatur

Starke Beckenbodenmuskeln sind für das Halten der Bauchorgane, Eingeweide, Genitalorgane und für die sexuelle Reaktionsfähigkeit äußerst wichtig. Jedoch sind diese Muskeln besonders häufig schwach und funktionsuntüchtig. Die wichtigsten Gründe dafür sind:

- Allgemeine Bindegewebsschwäche
- Übergewicht
- Dauernde extreme Belastung: Beim Heben und Tragen schwerer Lasten, aber auch bei lang anhaltendem stoßhaften Husten oder einer dauernden Pressatmung (z. B. bei chronischer Bronchitis oder Asthmaanfällen) wird ein gewaltiger Druck auf die Tragemuskeln ausgeübt.
- Mangelnder dauernder Gebrauch.
- Schädigung während einer Geburt.
- Hormonelle Veränderungen in den Wechseljahren: Das Gewebe um Harnröhre, Blase und Beckenboden bildet sich etwas zurück; die Durchblutung wird vermindert.

Mein Rat

Beim Husten und Niesen immer die Beckenbodenmuskeln anspannen! Auch die Bauchpresse darf nie ohne gleichzeitiges Anspannen der Beckenbodenmuskeln erfolgen, weil der Beckenboden und seine Bänder sich sonst zu sehr nach unten dehnen und die Haltekonstruktion sich senkt. Ebenfalls schädlich: Drücken beim Wasserlassen oder Stuhlgang.

Aufbau der Beckenbodenmuskulatur

Der Beckenboden besteht aus drei Muskelschichten, die zusammen etwa handtellerdick sind und übereinander liegen (Abb. unten). Sie sind so angeordnet, dass die Muskelfasern der tiefen Schicht von vorne nach hinten verlaufen, die der mittleren Schicht quer und die der äußeren Schicht wieder von vorne nach hinten. Durch diese Anordnung wird eine gitterartige, feste Struktur erreicht. Im Bereich des Damms, der den Mittelpunkt des Beckenbodens bildet, verdichten sich die Muskelfasern zu einem »Haltekreuz«, wodurch dieser stark belastete Teil gefestigt wird. Nach einem Dammschnitt muss diese Festigkeit zuerst geduldig wieder antrainiert werden.

Der Beckenboden hat einiges gemeinsam mit dem Zwerchfell, jedoch ist er nicht einfach ein einzelner Muskel, sondern vielmehr eine Muskel-Sehnen-Konstruktion, eine Art Verschlussapparat, der sich aus verschiedenen Bauelementen zusammensetzt.

Während der Zwerchfellmuskel mehr einer Kuppel gleicht und sich beim Zusammenziehen nach unten abflacht, stellt die Beckenbodenmuskulatur eine trichterförmige Muskel-Sehnen-Platte dar, deren Fasern in alle Richtungen verlaufen (Abb. S. 16).

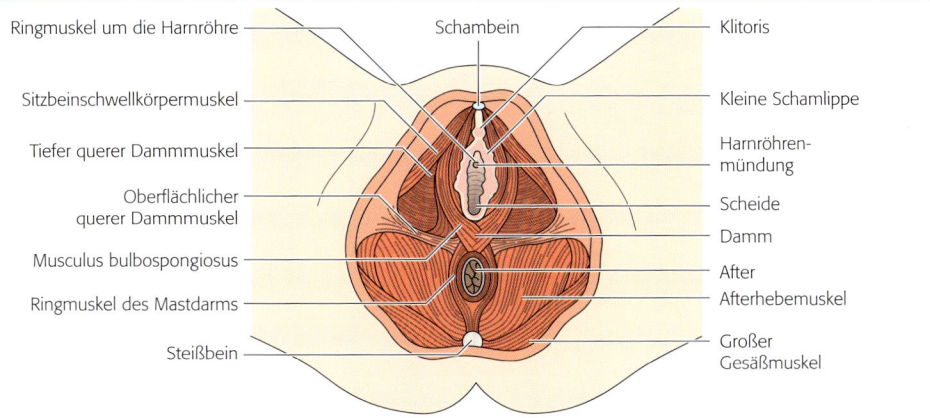

Ringmuskel um die Harnröhre — Schambein — Klitoris
Sitzbeinschwellkörpermuskel — Kleine Schamlippe
Tiefer querer Dammmuskel — Harnröhrenmündung
Oberflächlicher querer Dammmuskel — Scheide
Musculus bulbospongiosus — Damm
Ringmuskel des Mastdarms — After
— Afterhebemuskel
Steißbein — Großer Gesäßmuskel

✽ Gesamtansicht der Beckenbodenmuskulatur

Die Beckenbodenmuskulatur erstreckt sich insgesamt vom Schambein bis zum Steißbein und wird seitlich von den beiden Sitzbeinhöckern begrenzt. Anatomisch wird der Beckenboden in drei Etagen eingeteilt:

1. das Beckenzwerchfell (Diaphragma pelvis),
2. das Zwerchfell der Harn- und Geschlechtsorgane (Diaphragma urogenitale) und
3. die Schließmuskeln von Darm und Urogenitaltrakt (Sphinkterenschicht).

Das Beckenzwerchfell

Diese tiefste, innerste Muskelschicht schließt das Becken nach unten hin ab (Beckenausgang). Die flächenmäßig sehr bedeutsame Muskelschicht hat für die Stütze sowie Tragefähigkeit der inneren Organe und Eingeweide eine ausschlaggebende Bedeutung und auf die Statik einen erheblichen Einfluss. Der Span-

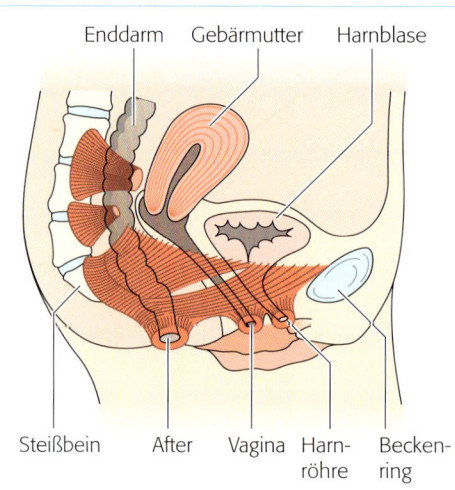

Enddarm Gebärmutter Harnblase

Steißbein After Vagina Harn- Becken-
röhre ring

❋ Seitliche Ansicht der trichterförmigen Muskulatur des Beckenbodens

nungszustand des Beckens hängt von diesem Hebemuskel ab.

Vier Muskelzüge

Die Muskelschicht wird vor allem von dem aus vier Muskelzügen bestehenden Afterhebemuskel (Musculus levator ani) gebildet, der sich fächerförmig im kleinen Becken entfaltet und dieses wie der Boden einer Schale nach oben hin abschließt (Abb. S. 14).

Der innere Hauptmuskel ist trichterförmig ausgebildet (Abb. unten). Seine Muskelfasern, die rechts und links der Urogenitalorgane verlaufen, erstrecken sich vom Schambein bis zum Steißbein. Rechter und linker Schenkel des Muskels geben den »Levatorschlitz« frei, um Harnröhre, Scheide und After durchtreten zu lassen. Wenn er sich zusammenzieht, wird Stuhl oder Harn zurückgehalten.

Einige Muskelfasern beider Levatorschenkel ziehen vom Schambein wie eine u-förmige Schlinge zum einen um den After (Musculus puborectalis), zum anderen um die Scheide (Musculus pubovaginalis) bei der Frau und um die Prostata (M. levaror protatae) beim Mann und kehren auf der anderen Seite zum Schambein zurück (Abb. S. 17 rechts). Dadurch entsteht eine Schlingenwirkung, wenn man diesen Muskel (U-Muskel) zusammenzieht. Außerdem wird er nach vorn gezogen.

Der Scheidenmuskel umgibt die Scheidenwände und kann diese verengen. Er weist viele Nervenenden auf, die sowohl zug- als auch druckempfindlich sind und sexuelle Reaktionen und Empfindungen ermöglichen. Ein dritter Zug des Afterhebemuskels erstreckt sich in beidseitig gerade angeordneten Fasern über die ersten beiden Teile hinweg vom Schambein bis zum Steißbein und unterstützt diese; er heißt daher Musculus pubococcygeus.

Sexualtherapeuten empfehlen häufig die sogenannte PC-Übung (PC für pubococcygeus) oder auch Kegelübung, bei der es speziell um die Kräftigung dieser Muskelzüge geht.

Der vierte Muskelzug heißt Musculus iliococcygeus.

Aufteilung und Aufgabe des Afterhebemuskels

Der Afterhebemuskel besteht aus vier Muskelzügen (Abb. S. 18):

- Musculus pubovaginalis
- Musculus puborectalis
- Musculus pubococcygeus
- Musculus iliococcygeus

Während die beiden ersten Muskeln u-förmige Schlingen um die Öffnungen von Scheide und Mastdarm bilden, überzieht der dritte die beiden ersten und reicht vom Schambein bis zum Steißbein. Wenn sich diese Muskelteile zusammenziehen und verkürzen, wird das Zentrum des Beckenbodens nach vorn gezogen und gleichzeitig entsteht ein Sog nach oben.

Ein weiterer Muskel der tiefen Schicht heißt Steißbeinmuskel (Musculus coccygeus). Er schließt sich dem Afterhebemuskel hinten an und zieht von den Sitzbeinstacheln zum Steißbein. Bei den Tieren ermöglicht er Schwanzbewegungen. Bei den Menschen kann er das Steißbein leicht nach vorne ziehen, wodurch die Beckenspannung verbessert wird.

Außerdem ist der Birnenförmige Muskel (Musculus piriformis) zu nennen, der direkt unterhalb des Gelenks am Oberschenkelknochen entspringt und sich an der Innenseite des Kreuzbeins flach auseinander zieht.

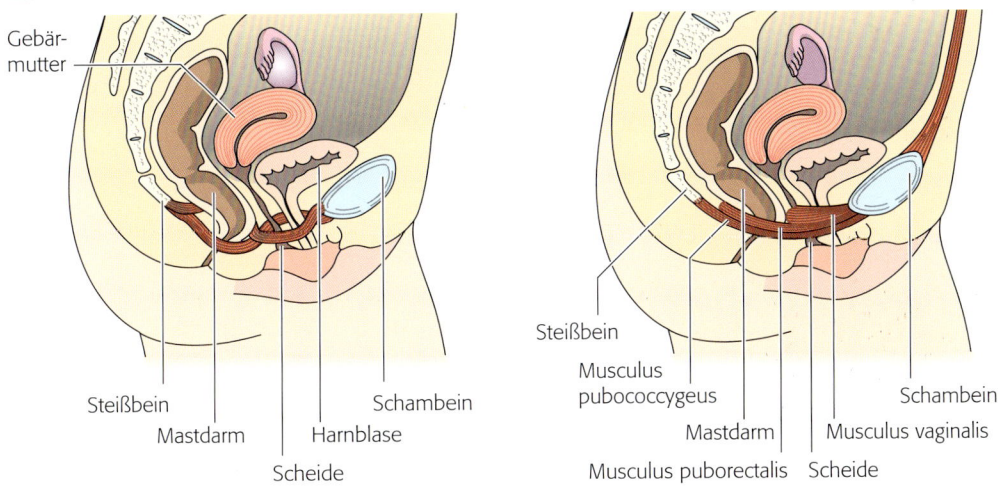

Gebär-
mutter

Steißbein
Mastdarm
Schambein
Harnblase
Scheide

Steißbein
Musculus pubococcygeus
Mastdarm
Schambein
Musculus vaginalis
Musculus puborectalis
Scheide

✸ Schematische Darstellung des Afterhebemuskels mit seinen Muskelsträngen (links) und seitliche Ansicht des Afterhebemuskels (rechts)

Das Zwerchfell der Harn- und Geschlechtswege

Die mittlere Muskelschicht befindet sich im vorderen Abschnitt des Beckenausgangs, zwischen den beiden Scham- und Sitzbeinästen (siehe Abb. unten und S. 19 unten links).

Beide Levatorschenkel lassen eine spaltförmige Lücke, den Levatorschlitz bzw. das Levatortor, in dessen Bereich der Darm und die Urogenitalorgane hindurch treten. Die dreieckige Platte des Diaphragma urogenitale gleicht diese konstruktive Schwäche aus.

Sie besteht aus zwei Muskeln:

- Zum einen aus einer zwischen Scham- und Sitzbeinhöckern gelegenen Muskelplatte, dem Tiefen queren Dammmuskel, der quer zum Levatortor verläuft und dieses verschließt. Er deckt den Beckenausgang etwa zu drei Vierteln ab, wobei er vorne unter dem Schambogen bleibt und durch die Dammmembran ergänzt wird. Durch das

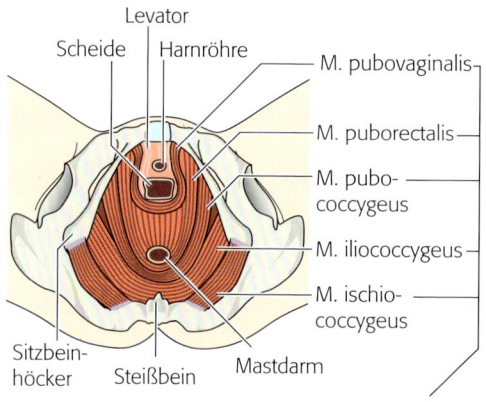

Levator
Scheide | Harnröhre
M. pubovaginalis
M. puborectalis
M. pubococcygeus
M. iliococcygeus
M. ischiococcygeus
Sitzbeinhöcker | Steißbein | Mastdarm
M. Levator ani

✴ Muskeln des Beckenzwerchfells

Diaphragma urogenitale ziehen die Harnröhre und die Scheide.

- Den anderen, eher schwachen und schmalen Muskel bildet der Oberflächliche quere Muskelstrang. Er zieht von einem Sitzbeinhöcker zum anderen und sorgt für die Sicherung bzw. Querverspannung des Beckenbodens.

Der Quere Dammmuskel ist beim Mann nicht nur beinahe doppelt so stark wie bei der Frau, er wird bei letzterer zusätzlich durch den Durchtritt der Scheide geschwächt. Wäre er zu fest, könnte er bei Geburten nicht ausreichend nachgeben.

Der Dammmuskel kann beide Sitzbeinknochen und alle anderen knöchernen Teile des Beckens bis zum Schambein zueinander ziehen. Die Muskelfasern ziehen dabei zur Mitte hin. Meistens helfen die Gesäß- und auch Bauchmuskeln bei der Arbeit dieser Muskeln mit.

Zwischen dem Hinterrand des Queren Dammmuskels und dem Vorderrand des Afterhebemuskels bleibt eine kleine, nicht von Muskulatur ausgefüllte Lücke frei, die nur Bindegewebe enthält: das sogenannte Centrum tendineum perinei. Es ist eine Schwachstelle und wird durch die dritte Muskelschicht, die Sphinkterenschicht bzw. die Schließmuskeln, gesichert.

Der Harnröhrenschließmuskel besteht aus Muskelfasern, die sich vom Dammmuskel abspalten und um die Harnröhre spiralförmige Schlingen bilden. Er ermöglicht den willkürlichen Harnblasenverschluss.

Die Schließmuskeln

Die oberflächliche Muskelschicht, die direkt unter der Hautoberfläche verläuft, also nach außen liegt, wird von den Schließmuskeln und

Muskeln der äußeren Genitalien gebildet (Musculus bulbospongiosus) und als Sphinkterenschicht bezeichnet (Abb. unten rechts).

Der Musculus bulbospongiosus verläuft bei der Frau um den Scheidenvorhof (von den kleinen Schamlippen umfasster Raum) und sorgt für eine Verengung der Vulva sowie für eine Kompression des Bulbus vestibuli, also des Schwellkörpers, der an der Basis der kleinen Schamlippen liegt.

Beim Mann hat der Muskel natürlich nicht die Form eines Sphinkter, jedoch kommt ihm eine stabilisierende Wirkung für den Damm zu. Seine Funktion besteht in einer Kompression der Schwellkörper der männlichen Harnröhre. Dies bewirkt auch die stoßweise Entleerung bei der Ejakulation.

Bei Frau und Mann unterstützt dieser Muskel den Harnröhrenschließmuskel. Der Afterschließmuskel liegt unterhalb des Afterhebemuskels. Er umgibt das Darmende manschettenartig,

> ### Mein Rat
>
> - Im Alltag immer wieder den Beckenboden an- und bewusst wieder entspannen.
> - Rückbildungsgymnastik nach einer Entbindung ist besonders wichtig.

denn er besteht aus einem Bündel Ringmuskeln, die sich 3 bis 4 Zentimeter am Mastdarm hochranken.

Seine beiden Hälften kreuzen in der Mitte vor und hinter dem Darmkanal die Fasern und ziehen zum Teil in die Nahtstelle des Musculus bulbospongiosus, sodass eine Achterform entsteht. Seine Aufgabe ist der dichte Verschluss des Enddarmes; deshalb verbleibt er dauernd in Kontraktion, außer bei der Stuhlentleerung.

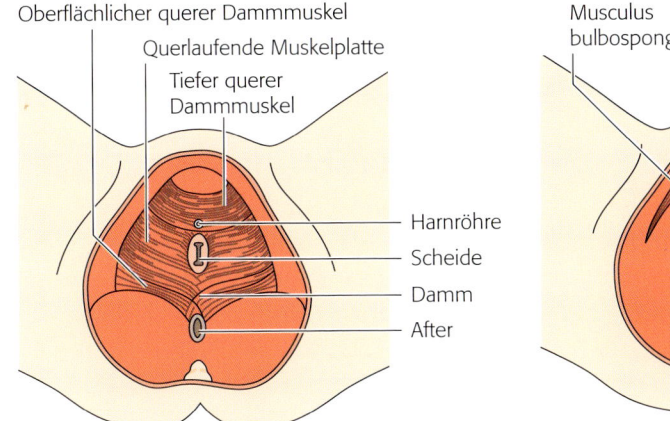

Oberflächlicher querer Dammmuskel
Querlaufende Muskelplatte
Tiefer querer Dammmuskel
Harnröhre
Scheide
Damm
After

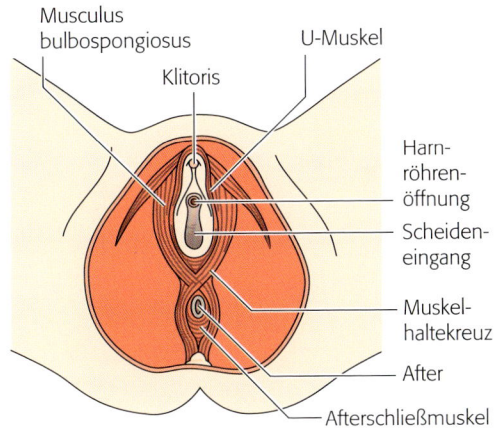

Musculus bulbospongiosus
Klitoris
U-Muskel
Harnröhrenöffnung
Scheideneingang
Muskelhaltekreuz
After
Afterschließmuskel

✵ Die mittlere (links) und die oberflächliche (rechts) Beckenbodenschicht

Warum Beckenbodengymnastik?

Zum einen sind Beckenbodenübungen für jeden gesunden, beschwerdefreien Menschen im Sinne der allgemeinen Kräftigung, Haltungskontrolle und -stabilisierung wichtig (Vorbeugung), zum anderen bei schon vorhandenen Beschwerden bzw. Problemen (Therapie).
Das heißt: Beckenbodengymnastik ist in jedem Lebensalter, für Männer ebenso wie für Frauen, empfehlenswert!

Wann und wem helfen Beckenbodenübungen?

Beckenbodenübungen helfen:
- bei Harninkontinenz
- bei Senkung oder Vorfall der Beckenorgane bei der Frau (Gebärmutter, Blase, Scheide, Harnröhre, Darm)
- bei Schwächung und Verletzung des Beckenbodens bei Geburten
- bei Lendenwirbelsäulenproblemen
- nach gynäkologischen Operationen, auch nach Prostataoperationen beim Mann
- bei Sexualproblemen

Beginnen Sie so früh wie möglich mit Beckenbodenübungen. Die hier zusammengestellten Übungen sind auch für junge Frauen zur Vorbeugung geeignet. In unserem Kulturkreis schwächt diese zentrale, bedeutsame Muskelschicht schon früh ab. Das häufige, meistens ungünstige Sitzen überdehnt den Beckenboden und macht ihn instabil und spannungslos. Auch bei langem Stehen wird er sehr stark belastet.

Was die Muskulatur strapaziert

Schuhe mit hohen Absätzen und eine übermäßige Hohlkreuzhaltung tragen das ihre dazu bei, dass er immer mehr durchhängt. Deshalb muss mit stärkenden Übungen ein Gegengewicht gesetzt werden. Dieses Wissen sollte eigentlich jede Mutter ihrer erwachsenen Tochter mit auf den Weg geben …
Während einer Geburt wird der Beckenboden – der auch schon in der Schwangerschaft einiges aushalten musste und durch Übungen gestärkt werden sollte – besonders belastet und oft auch in Mitleidenschaft gezogen, manchmal eingerissen oder durchschnitten.
In beiden Fällen dauert sein erneuter Aufbau und sollte unbedingt unterstützt werden. Je besser sein Zustand davor war, umso schneller wird die Regenerationsphase vonstatten gehen. Was jetzt an Übung vernachlässigt wird, wird der Frau später Beschwerden bereiten.

Beschwerden beginnen früh

Statistiken belegen, dass jede zweite Frau zwischen 40 und 50 Jahren an unfreiwilligem Harnabgang (zunächst »nur« tröpfchenweise) beim Husten, Niesen, Lachen oder bei körperlicher Belastung – beim Sport oder beim Heben schwerer Gegenstände – leidet. Dies wird nicht nur als unangenehm, sondern auch als psychisch sehr belastend empfunden. Spätestens jetzt sind konsequent ausgeführte Beckenbodenübungen ein unbedingtes »Muss«, um eine Verschlimmerung sowie eine Senkung der Beckenorgane und eine übermäßige Belastung des unteren Rückens zu vermeiden.

In den Wechseljahren sorgt die hormonelle Umstellung für Rückbildungserscheinungen der Schleimhaut von Blase und Harnröhre sowie für eine Abnahme der Gewebespannung im Beckenboden. Die Übungen helfen nicht nur, den Spannungszustand zu verbessern, sondern führen auch zu einer besseren Durchblutung und Ernährung der Schleimhäute.

Auch therapeutisch wirksam

Vorbeugung ist besser als Heilen – aber auch wenn die Probleme schon vorhanden sind, kann das gezielte Beckenbodentraining sehr gute Ergebnisse erreichen, denn diese Muskelschicht ist willentlich äußerst gut trainierbar. Schon viele Frauen konnten dadurch eine in Aussicht stehende Operation vermeiden. Ist eine Operation aber unumgänglich, gilt das Beckenbodentraining als wichtige und notwendige Begleittherapie, um den Operationserfolg zu sichern und spätere Rückfälle zu verhindern.

Beckenboden und Psyche

Ein starker Beckenboden vermittelt das Gefühl: »Ich bin stark; mich kann so leicht nichts umwerfen; ich fühle mich stabil und sicher; ich habe ein starkes Fundament.«
Der Beckenboden steht in direktem Zusammenhang mit der Psyche. Ist er stark, richtet er uns auf, ist er verspannt, sind wir auch innerlich angespannt und beißen uns oft durchs Leben oder verrichten manche Arbeit »verbissen« (weil andere oder man selber viel von einem erwarten). Ist er lasch und spannungslos, ist es häufig auch unsere Haltung. Ein lascher Beckenboden und vorverlagerte Schultern sowie eine eher

schlaffe Haltung gehören meistens zusammen. Er reagiert auf alles, auf jedes Gefühl, jedes Problem, jede Freude. Genau wie der Atem.

Speicher für »Altlasten«

Und man spricht ja nicht von ungefähr vom Beckenbodenzwerchfell. Es ist erwiesen, dass gerade der empfindliche, fein fühlende Beckenboden äußerst sensibel auf unser seelisches Befinden reagiert. Psychologen haben herausgefunden, dass wir im Beckenboden unbewusste Anteile abspeichern, Gefühle, die sonst keinen Ausdruck finden, »Altlasten«, die wir lieber zurückbehalten und verdrängen.
Deshalb ist der Beckenboden sehr häufig nicht nur zu schwach, sondern auch verspannt.
Nicht zu vergessen ist auch, dass durch das An- und Entspannen der Beckenbodenmuskeln bei der Frau die Gebärmutter und beim Mann die Prostata stimuliert wird. Das heißt, es werden Hormone und Endorphine freigesetzt, die das Wohlbefinden steigern.

Gut zu wissen

Yvonne Keller, die sich intensiv mit dem Beckenboden beschäftigte, nannte diese Körperschicht ein »Psychobarometer«, das zeige, wie es dem Menschen gerade gehe, denn der Beckenboden sei bei jeder Gefühlsregung beteiligt. In der Körperpsychotherapie (nach Wilhelm Reich) wird das Wecken der Energien im Beckenboden schon seit langem als für die Seele heilend eingesetzt.

Reflexpunkte

Nach der chinesischen Lehre ist der menschliche Körper von Energiebahnen durchzogen, auf denen einzelne Reflexpunkte liegen. Der Reflexpunkt für die äußere Beckenbodenschicht liegt zwischen den Augenbrauen, der für die mittlere Schicht zwischen den Schulterblättern und der für die tiefste Schicht am Kiefergelenk/Gaumenboden, Kehle.

Verspannte Kiefer – verspannter Beckenboden

Deshalb gilt in Beckenbodenfachkreisen eine Erkenntnis, die die Hebamme KitchenhamPec so ausgedrückt hat: »Eine Frau mit gelöstem Unterkiefer und sanft geöffneten Lippen hat meist einen entspannten inneren Beckenboden-Hauptmuskel.« Anders ist es, wenn die Lippen zusammengepresst oder der Unterkiefer bzw. die Kiefergelenke unter Dauerspannung stehen, was heutzutage fast die Regel ist. Denn Kiefer-, Nackenanspannungen und Kiefergelenksprobleme gibt es so häufig wie noch nie. Die Auslöser sind häufig Stress in Familie oder am Arbeitsplatz, Daueranspannung, Leistungsdruck und ein Nicht-mehr-zur-inneren-Ruhe-Kommen.

Entspannend und vitalisierend

Deshalb empfehle ich Ihnen vorweg eine einfache und wirkungsvolle Übung (siehe rechte Spalte), die Sie fast überall und zwischendurch machen können. Gewöhnen Sie sich an, Ihren Kiefer im Alltag ganz bewusst immer wieder zu entspannen. Ein entspannter Kiefer wirkt auf den Beckenboden verspannungslösend und vitalisierend.

Mein Rat

Das entspannt den Kiefer: Legen Sie den Mittelfinger in die Kuhle des Kiefergelenks, die genau vor dem Ohr (dem Ohrloch) liegt. Üben Sie etwas Druck aus und kreisen Sie auf der Stelle, 20 bis 30 Sekunden; danach entspannt nachspüren. Wenn Sie sich für diese Übung mal besonders viel Zeit nehmen können, konzentrieren Sie sich dabei auf den Beckenboden und atmen Sie bewusst zu ihm ein und aus.

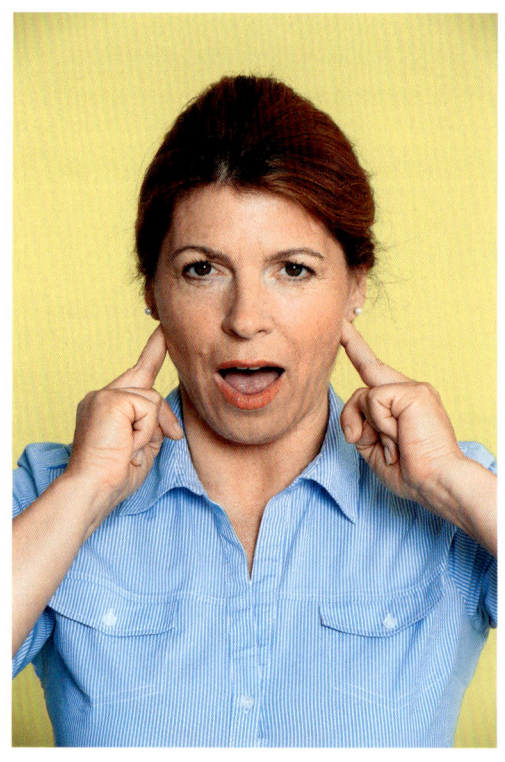

Angespannter Beckenboden

Wie bereits erwähnt, können die Beckenboden-muskeln nicht nur abschwächen, sondern auch verspannen. Häufig kommt beides zusammen vor. Jetzt werden Sie sich fragen, wie der Beckenbodenmuskel verspannen kann, wenn man ihn doch zu wenig benützt. Dies kann einige Gründe haben.

Ein allzu privates Thema

Ein Grund kann schon in der Kindheit liegen, nämlich darin, dass alles, was mit Intimität und Geschlechtsteil zu tun hat, häufig von den Eltern als »geheim« und zu privat, um darüber zu sprechen, behandelt wurde. Man hat keinen lockeren, natürlichen Umgang mit dem Becken-boden gelernt.

Bis zum heutigen Tag wird über Dinge, die mit dem Beckenboden zu tun haben, oft nur mit vorgehaltener Hand geredet; kaum einer weiß, wo er liegt und wie man ihn bewusst anspan-nen oder entspannen kann. Man hat dies leider in jungen Jahren nie gelernt, trotz Sexualkunde-erziehung.

Operationsfolgen

Auch Operationen können beckenboden-verspannend wirken, z. B. durch Narben, die zurückgeblieben sind.

Seelenprobleme und Stress

Und dann natürlich, wie oben ausgeführt, see-lische Probleme, Stress, äußerer oder innerer Druck, den einem die Umwelt oder den man sich selber macht. Jegliche psychische Anspan-nung hat eine körperliche Anspannung zur Folge. Man gewöhnt sich aber meistens so sehr daran, dass man die Anspannung schon nicht mehr wahrnimmt. Oft bemerkt man sie erst dann, wenn es zu Schmerzen oder Problemen kommt. Man denke an die fast immer hoch-gezogenen Schultern. Kaum einer nimmt sie noch wahr. Oder an den fast immer flach ge-wordenen Atem. Und so ist es auch mit dem Beckenboden.

Unerfüllte Kinderwünsche

Viele Kinderwünsche werden nicht erfüllt, weil der Beckenboden zu verspannt ist. Hier helfen sanfte Wahrnehmungs- und Entspannungsübun-gen für den Beckenboden, verbunden mit dem tiefen, frei und rhythmisch fließenden Atem. Auch Männer, die unter Schmerzen im Hoden- oder Genitalbereich leiden, sollten sich auf die Entspannung konzentrieren, wie Sie auf den folgenden Seiten genauer erfahren.

Gut zu wissen

Dieser innere Muskel in der Mitte unseres Körpers, das Energiezentrum schlechthin, reagiert auf alle Arten von Anspannung und Gefühlsunterdrückung und wir haben verlernt, dies wahrzuneh-men. Ein kräftiger, gestärkter Becken-boden bedeutet für unseren gesamten Körper eine lebendige, kraft- und ener-gievolle Mitte, die sich auf Seele und Gemüt harmonisch auswirkt. Das Wurzel-chakra ist das stärkste Energiezentrum des Körpers, die Quelle starker Lebens-energie.

Auch für Männer empfehlenswert

Der Beckenboden von Mann und Frau ist nach dem gleichen Bauplan gestaltet. Der Unterschied besteht in der großen Weite des weiblichen Beckens bzw. der Beckenöffnung nach unten sowie dem Vorhandensein des Geburtsweges. Dadurch weist der Beckenboden der Frau eine etwas schwächere Konstruktion auf. Außerdem wird ihr Beckenboden bei einer Geburt erheblich belastet und geschwächt, der Muskel weist eine geringere Dicke auf.

Unterschiede gleichen sich aus

Der wichtigste Verschlussmuskel des Beckenausgangs ist bei Frau und Mann der Afterhebemuskel. Er sorgt neben dem äußeren Afterschließmuskel für die Sicherung des Darms.

Eine weitere Sicherung bietet die Schließmuskulatur um die Harnröhre. Diese kann willentlich angespannt und gelöst werden.

Während der Mann von Natur aus den kräftigeren Beckenboden besitzt und in den ersten 50 Lebensjahren die Frauen mit 80 Prozent den überwiegenden Anteil der Betroffenen mit Inkontinenzbeschwerden darstellen, gleicht sich dies in späteren Jahren aus.

Typisch männliche Probleme

Bei vielen Männern beginnt sich dann die Prostata (Vorsteherdrüse) zu vergrößern. Die Wucherung kann sich in jede Richtung ausdehnen. Da die Vorsteherdrüse zwischen Harnblasengrund und Beckenbodenmuskulatur (Diaphragma urogenitale) liegt und von der Harnröhre durchbohrt wird, kann sie auf diese Körperorgane drücken.

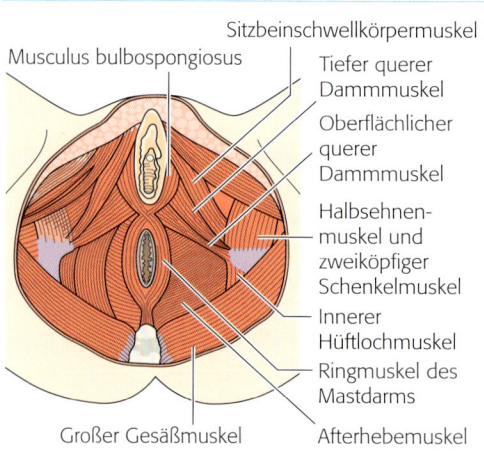
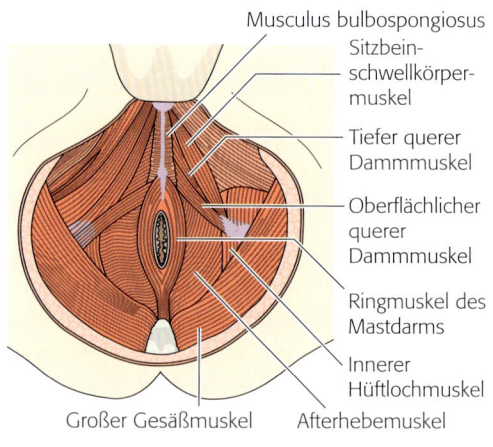

✷ Vergleich der Beckenbodenmuskulatur von Frau (links) und Mann (rechts)

Von besonderem Wert ist das Beckenbodentraining nach einer Prostataoperation. Aber auch
schon davor hilft ein kräftiger, bewusst trainier-
ter Beckenboden bei Harnproblemen und
fördert die Leistungsfähigkeit der Prostata.

Prostatabeschwerden

Prostatabeschwerden betreffen Männer aller
Altersstufen. Sie werden von einer sehr häufi-
gen urologischen Erkrankung verursacht. Eine
sogenannte chronische Prostatitis kann durch
ein Zurückfließen des Urins in die Prostatagänge
hervorgerufen werden. Häufig ist dies zu beobachten, wenn der Urin nicht gut abfließen
kann, weil z. B. die Harnröhre durch eine vergrößerte Prostata eingeengt wird oder weil es
am Blasenausgang zu Veränderungen gekommen ist oder bei Beckenbodenverspannungen.

Das heimliche Leiden

Die Prostata liegt zwischen Beckenboden und
Blase und umgibt beim Mann die Harnröhre.
Ab dem 50. Lebensjahr kommt es bei vielen
Männern zu gutartigen Wucherungen des inneren Prostatagewebes.
Dadurch steigt der Druck auf die Harnröhre
oder direkt auf die Blase. Zuerst wird der Harnstrahl schwächer (reicht nur bis zur Schuh-
spitze), was dazu führt, dass der Blasenmuskel
einen höheren Druck erzeugen muss, um die
Blase zu leeren. Um diesen Druck aufzubauen,
dauert es ein Weilchen, sodass der Beginn des
Wasserlassens etwas verzögert ist.
Im zweiten Stadium kann der Druck nicht auf-
rechterhalten werden, wodurch aus dem Strahl
ein Träufeln wird. Die Blase kann sich nicht

mehr vollständig entleeren. Sie füllt sich daraufhin schneller und man muss häufiger auf
die Toilette.
Wenn die Erkrankung noch weiter fortschreitet
und wenn die Prostata die Harnröhre noch
mehr verschließt, läuft die volle Blase sozusagen
tröpfchenweise über (Überlauf-Inkontinenz).
Zur Überlauf-Inkontinenz kann es auch kommen, wenn der innere Blasenschließmuskel
zu stark arbeitet. Der Harn staut sich so lange
zurück, bis der Widerstand entweder des
Blasenschließmuskels oder des Hindernisses
(zusammengedrückte Harnröhre) überwunden
wird. Dann kommt es zu unwillkürlichem Harn-
träufeln.
In diesem Stadium kann die Blase nur mit
Druck der Bauchmuskulatur ausgedrückt werden. Bei der Prostatitis sind die Beckenbodenmuskeln verspannt und es kommt häufig zum
Ziehen oder Stechen rund um Blase, Anus,
Prostata und Leiste. Die Schmerzen können bis
in den Rücken ausstrahlen.

Gut zu wissen

Neben Beckenbodenübungen zur Vorbeugung und Therapie von Prostata-
problemen schwören auch viele Männer,
die unter Impotenz oder frühzeitiger
Ejakulation litten, auf das Training dieser
inneren Muskelgruppe. Und auch bei
Rückenproblemen sind Beckenbodenübungen, neben der Kräftigung von
Bauch- und Rückenmuskulatur, unbe-
dingte Voraussetzung.

Entspannt und durchblutet

Gute Fachärzte empfehlen gegen Prostatabeschwerden die Stärkung und Lösung der
Beckenbodenmuskeln, denn diese Muskeln
haben direkten Kontakt zur Prostata. Durch
An- und Entspannungsübungen wird sie und
der ganze Genitalbereich besser durchblutet,
aber auch von Schadstoffen befreit. Außerdem
lernt man, den oft schmerzhaften Beckenbodenmuskel wieder zu entspannen.

Verspannte Beckenbodenmuskeln begünstigen
beim Mann immer Prostatabeschwerden, aber
auch Inkontinenz und Erektionsstörungen. Deshalb ist es auch für den Mann sehr vorteilhaft,
schon früh mit dem Training zu beginnen. Aber
auch bei bestehenden Problemen und nach
einer Operation sind die Übungen sehr wichtig.
Nach einer Prostataoperation kann es vorüber-
gehend zu einer Inkontinenz kommen, weil
möglicherweise Nerven oder der innere Blasenschließmuskel verletzt wurden.

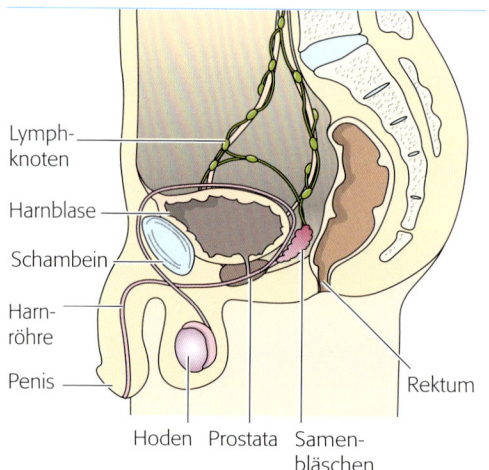

Lymph-
knoten

Harnblase

Schambein

Harn-
röhre

Penis

Rektum

Hoden   Prostata   Samen-
bläschen

● Die Prostata und umgebende Organe

Beckenboden und Sexualität

Die Beckenbodenmuskulatur bestimmt das
sexuelle Erleben beider Geschlechter maßgeb-
lich mit. Der amerikanische Gynäkologe Arnold
Kegel erkannte, dass durch das Training des
sogenannten PC-Muskels (PC = pubococcygeus, umgangssprachlich auch Scheidenmuskel) die Empfindlichkeit der Scheide »erwacht«
und verstärkt wurde. Auch andere Gynäkologen
entdeckten daraufhin, dass bei gut entwickelten
Beckenbodenmuskeln deutlich weniger sexuelle
Probleme auftreten. Das aktive Anspannen
des Scheidenmuskels wird daher auch »Kegel-
Übung« genannt.

Die Scheide ist zwar reichlich mit Blutgefäßen
ausgestattet, aber sie besitzt kaum Empfin-
dungsnerven – jedoch die sie umgebende
Muskulatur.

Der Sexualforscher Marc Meshorer beschrieb,
dass die Frau durch das PC-Training ihre Vaginalmuskulatur und damit ihre Empfindungs- und
Orgasmusfähigkeit verbessern könne. Meshorer
führte eine Studie durch, bei der sich heraus-
stellte, dass viele Frauen, nachdem sie die
Beckenbodenmuskulatur zu orten und anzuspannen gelernt hatten, diese während des
Liebesaktes bewusst einsetzten. Dadurch habe
die Frau die Möglichkeit, ihre Orgasmusfähigkeit
zu verstärken und zu kontrollieren. Auch der
Partner reagiere darauf begeistert und empfinde
dies als Lustgewinn, denn er könne den Einsatz
der Vaginalmuskulatur der Frau sehr wohl
spüren.

Genauso hat ein frühes Beckenbodentraining
beim Mann positive Auswirkungen auf seine
Potenz. Er kann infolgedessen den Sexualakt
länger hinauszögern lernen.

Was hat der Beckenboden mit Inkontinenz zu tun?

Leider beschäftigen sich viele Menschen erst mit dem Beckenboden, wenn es zu einer Beckenbodenschwäche im Zusammenhang mit Blasenschwäche oder Stuhlinkontinenz gekommen ist.

Das Schweigen der Betroffenen

Solche Probleme betreffen nach einer Angabe der Deutschen Gesellschaft für Inkontinenzhilfe stattliche 4 bis 5 Millionen Bundesbürger. Aus Scham oder Unwissenheit wendet sich nur ein Drittel der Betroffenen mit diesem Problem an einen Arzt.

Dieses Problem wäre in vielen Fällen vermeidbar gewesen, wenn man schon früh auf die Kräftigung dieses Muskels wert gelegt hätte, sodass er einem vermehrten Bauchdruck, z. B. durch Husten oder schweres Heben, Widerstand hätte leisten können. Jedoch ist es nie zu spät für das Training, denn Beckenbodenübungen sind auch dann sehr wirksam, wenn schon Probleme vorhanden sind. Selbst nach einer Gebärmutter- oder Prostataoperation sind die Übungen ein absolutes »Muss«, um den verbesserten Zustand halten zu können. Und die Mühe und Zeit, die Sie auf ein Training des Beckenbodens verwenden, stehen in keinem Verhältnis zu den Beschwerden, die Ihnen eine Blasenschwäche oder gar Inkontinenz bescheren!

Die Vielfalt der Ursachen

Ursachen für eine Schwächung des Beckenbodens und Inkontinenz sind häufig eine starke Belastung des Halteapparats durch schwere körperliche Arbeit (beispielsweise schweres Aufheben, Tragen, Schieben), aber auch Bindegewebsschwäche, Übergewicht, chronischer Husten oder chronische Verstopfung sowie eine schlechte Körperhaltung.

Sogar Sportarten, bei denen Hüpfen, Springen und Aufprellbewegungen (Starts und Stopps) wie z. B. beim Joggen, Tennis oder Seilspringen auf hartem Untergrund dazugehören, können auf Dauer den Beckenboden schwächen. Ein ständig erhöhter Druck im Bauchraum stellt eine immense Belastung für den Beckenboden dar, z. B. beim dauernden Husten, bei Verstopfung, aber auch bei Bauchmuskelübungen, wenn man nicht bewusst die Beckenbodenmuskeln anspannt. Dabei werden die Beckenorgane immer wieder stoßweise nach unten gedrückt, wodurch die Beckenbodenmuskeln überbeansprucht werden und ausleiern.

Für den Beckenboden der Frau bedeuten natürlich Schwangerschaft und Geburt eine enorme Herausforderung an den Beckenboden. In den Wechseljahren kann sich Östrogenmangel nachteilig auswirken, da das Gewebe dann schlechter durchblutet wird und an Spannkraft verliert. Bei Männern hat eine Inkontinenz häufig mit Veränderungen an der Prostata zu tun.

Ein dringendes Bedürfnis

Die Harnblase ist ein Hohlmuskel, der bei der Frau direkt hinter dem Schambein und vor der Gebärmutter und beim Mann vor dem Enddarm sitzt und aus drei verschiedenen Schichten besteht. Sie hat die Aufgabe, den Urin zu speichern und ihn wieder zu entleeren. Der Harnblasenmuskel heißt in der Fachsprache »Detrusor« (harnaustreibender Muskel) und besteht aus drei Schichten glatter Muskulatur, die nicht willentlich angespannt werden können.

Der Aufbau der Blasenmuskulatur

Die innere und die äußere Schicht sind Längsmuskeln und erreichen die Harnröhre am Blasengrund. Die mittlere Schicht besteht aus zirkulären bzw. ringförmigen Muskelfasern, die um den Blasenausgang bzw. am Ausgang der Harnröhre einen mächtig verstärkten Muskelring bilden, den Ringmuskel. Diesen nennt man den

inneren Blasenschließmuskel (Sphincter internus). Er ist nicht willentlich steuerbar, aber normalerweise schließt dieser Muskel dicht ab. Die äußere Schicht des Blasenmuskels setzt sich übergangslos um die Harnröhre fort und legt sich spiralförmig wie eine Manschette um die Harnröhre bis zur Beckenbodenmuskulatur, wo sich der äußere Blasenschließmuskel (Sphincter vesicae externus) befindet, der willentlich gesteuert werden kann.

Die Kontrolle des Urinflusses

Für die Kontrolle des Urinflusses sind der innere und der äußere Schließmuskel zuständig. Während der innere nicht willentlich steuerbar ist und reflektorisch arbeitet, gehört der äußere der willentlich beeinflussbaren und trainierbaren Beckenbodenmuskulatur an.
Der Blasenmuskel kann sich dem jeweiligen Füllzustand der Blase anpassen. Außerdem verhindert die Muskulatur ein Rückfließen des Urins in die Niere, indem der Harnleiter verschlossen wird.

Ein komplizierter Mechanismus

Die Blase hat ein ungefähres Fassungsvermögen von 0,4 bis 0,6 Liter Flüssigkeit. Während die Blase bis zu ihrer Entleerung eben diese Menge Harn ansammelt, setzt der Harndrang jedoch schon bei 300 bis 450 ml Füllmenge ein. In der Füllungsphase ist der Blasenmuskel (Detrusor) entspannt.
Der Sympathikus bewirkt eine Erschlaffung des Blasenmuskels, während der innere und auch der äußere Blasenschließmuskel angespannt bleiben, um ein ungewolltes Austreten von Urin

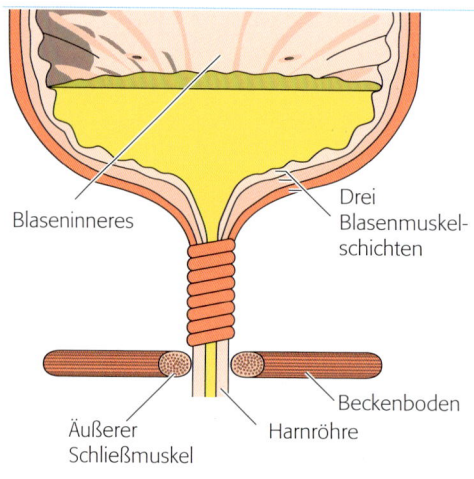

Blaseninneres

Drei Blasenmuskelschichten

Äußerer Schließmuskel

Harnröhre

Beckenboden

● Die Harnblase und ihre Muskulatur

zu verhindern. Füllt sich die Blase (etwa ab 300 ml), kommt es zu einer Steigerung des Innendrucks, der wiederum eine Dehnung der Blasenwand nach oben hin zur Folge hat. Ist die Blase voll, zieht sich der Blasenmuskel zusammen und erzeugt einen erheblichen Druck. Gleichzeitig entspannen sich die Schließmuskeln. In der Blasenwand sitzen Dehnungsrezeptoren, also Fühler, die auf den Reiz der Blasendehnung reagieren und diese Information an das Gehirn weiterleiten. Daraufhin entsteht im Großhirn das Gefühl des Harndrangs. Das Gehirn sendet nun über den Parasympathikus Impulse zu der Blasenmuskulatur mit dem Befehl, sich zusammenzuziehen.

Gleichzeitig öffnet sich der innere Blasenschließmuskel, wodurch eine Harnentleerung möglich wird. Der äußere Schließmuskel ist noch geschlossen und öffnet sich im idealen Zustand erst, wenn er willentlich losgelassen wird. Dann kann der Harn über die Harnröhre ausgeschieden werden.

Blasenschwäche

Bei der normalen Blasenentleerung sind vor allem zwei Muskeln beteiligt:
- der dreischichtige Blasenmuskel (Detrusor)
- der äußere Harnröhrenschließmuskel

Funktionsstörungen im Bereich der Harnblase werden durch das unkoordinierte Zusammenwirken der Blasenmuskulatur, der beiden Schließmuskeln und der Beckenbodenmuskulatur ausgelöst.

Der Beckenboden (mit dem Blasenschließmuskel) muss nicht nur dem wachsenden Druck der Blase standhalten, sondern auch dem Bauchdruck beim Husten, Niesen, Lachen, Heben etc. Aber auch beim Vorhandschlag (Tennis) sinken die inneren Organe nach unten und üben kräftigen Druck aus. Das Gleiche gilt für Joggen oder Springen auf hartem Boden, um nur einige Beispiele zu nennen.

Inkontinenz

Inkontinenz entsteht meistens dann, wenn entweder der Blasenmuskel sich unfreiwillig zusammenzieht (Dranginkontinenz) oder weil die Beckenbodenmuskulatur zu schwach ist, dem Druck der Blase und der inneren Organe zu widerstehen (Stressinkontinenz). Inkontinenz wird in »Stressinkontinenz« und »Dranginkontinenz« unterschieden.

Gut zu wissen

Die Kontrolle des Urinflusses funktioniert nur dann einwandfrei, wenn die Harnröhre in ihrem physiologisch korrekten, fast senkrechten Zustand und im rechten Winkel zur Blase ist. Die Kraft des Blasenschließmuskels sinkt, wenn die Organe des inneren Beckens nicht mehr in ihrer physiologischen Lage stehen. Eine aufrechte Haltung ist deshalb sehr wichtig sowie eine gute Spannung des Beckenbodens, der die Harnröhre, aber auch Gebärmutter und Blase in der natürlichen Lage hält. Der Blasenboden bleibt im gesunden Zustand in seiner Ausdehnung stabil.

Stressinkontinenz

Stress- bzw. Belastungsinkontinenz hat nichts mit psychischem Druck zu tun, sondern mit physischer Belastung, mit erhöhtem Blaseninnendruck. Es geht um ein Missverhältnis zwischen Bauchinnendruck und der Stärke des Blasenschließmuskels bzw. der Beckenbodenmuskulatur. Diese beiden Kräfte arbeiten sozusagen gegeneinander. Der Blasenschließmuskel muss nicht nur gegen den Flüssigkeitsdruck der Blase standhalten, sondern auch gegen den Bauchinnendruck. Bei körperlicher Anstrengung, plötzlichen Bewegungen oder Anspannung der Bauchmuskulatur läuft ein wenig Urin aus. Der innere Blasenschließmuskel um die Harnröhre schließt nicht mehr optimal. Der Grund dafür ist fast immer eine erschlaffte Beckenbodenmuskulatur. Schon allein eine Bindegewebsschwäche lässt den Tonus der Beckenbodenmuskulatur und des inneren Blasenschließmuskels

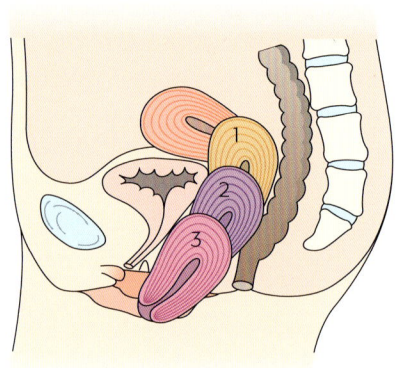

✳ Verschiedene Stadien der Gebärmuttersenkung bis zum Gebärmuttervorfall

sinken. Wenn dann noch weitere Faktoren hinzukommen wie z. B. eine zurückliegende Schwangerschaft, Östrogenmangel, chronischer Husten oder schwere körperliche Arbeiten, ändert sich immer die Lage der Organe des kleinen Beckens: Gebärmutter und auch häufig der Dickdarm senken sich. Aber auch psychischer Druck kann den Harndrang anregen, da das vegetative Nervensystem die Blase steuert und stark auf Emotionen reagiert.

Folgen einer Senkung

Zur Überdehnung oder zur Überstrapazierung des Beckenbodens kommt dann noch eine ungünstige Lageveränderung von Harnröhre und Blase. Im gesunden Zustand bildet sich durch den Druck der Blase unten am Blasenboden bzw. der Einmündung der Harnröhre eine schmale Rinne, durch die eine kleine Portion Harn in die Harnröhre fließen kann. Dadurch dehnt sich die Harnröhre etwas. Erst diese Dehnung bewirkt, dass der innere Schließmuskel erschlafft und der Urin abfließen kann. Wenn die Gebärmutter sich senkt, kann sie einerseits auf die Blase drücken (man hat dann ein Gefühl ständigen Harndrangs) und fast immer zieht sie die Blase mit.

Dadurch wird der Winkel zwischen Blasenausführungskanal, Blasenschließmuskel und Harnröhre verzogen. Der Verschlussapparat und der Harnröhrenverschlussdruck (Druck, der von beiden Schließmuskeln und dem spiralförmigen Muskel um die Harnröhre ausgeübt wird) ist dem Druck der Blase nicht mehr gewachsen und gibt schon bei geringer Belastung wie z. B. beim Niesen oder Treppensteigen nach.

Die Gebärmutter kann sich bis in die Scheide senken. Es gibt unterschiedliche Schweregrade, wie weit sie sich senkt. Im Extremfall kann sie aus der Scheide herausragen.

Es wurde zu häufig operiert

Häufig sind in der Vergangenheit auch operative Eingriffe viel zu schnell als einzige Lösung empfohlen worden. Diese sollten aber nur dann gemacht werden, wenn es anders nicht mehr geht. Denn in der Folge entstanden nicht nur Vernarbungen, sondern auch eine veränderte Anatomie im Unterbauch.

Daraus resultierende Beschwerden können schlimmer sein als die, weswegen man sich operieren ließ. Dies gilt vor allem dann, wenn negative Punkte wie kräftige Belastung des Beckenbodens, Übergewicht oder anhaltender Husten weiter bestehen.

Man muss auf jeden Fall immer bedenken, dass die Gebärmutter auch eine Stützfunktion für die Blase hat. Wurde sie entfernt, sackt die Blase nach hinten ab. Ist ein Eingriff unumgänglich, sollte die betroffene Frau den Beckenboden vor und nach der Operation unbedingt trainieren.

Häufige Folge einer Prostataoperation

Frauen sind von der Stress- oder Belastungsinkontinenz verständlicherweise bedeutend häufiger betroffen als Männer. Bei Männern ist sie meist Folge einer Schädigung des äußeren Blasenschließmuskels durch Operation oder Unfall. Eine Operation an der Prostata ist bei Männern der häufigste Grund für diese Art der Inkontinenz.

Dranginkontinenz

Der Volksmund kennt in diesem Zusammenhang einige Redewendungen wie »jemand macht sich vor Angst in die Hosen« oder »der Ärger schlägt ihm auf die Blase«, oder »das kann einem ganz schön an die Nieren gehen.« Wer kennt nicht die Erfahrung: Vor einem Vorstellungsgespräch, vor einem unliebsamen Gespräch mit einem nicht gut gesonnenen Chef oder vor einem Termin, an dem Vieles hängt, muss man plötzlich in kurzen Abständen auf die Toilette.

Die gereizte Blase

Bei der Dranginkontinenz, der zweithäufigsten Art der Inkontinenz, kommt es durch ein unwillkürliches Zusammenziehen des Blasenmuskels zum unfreiwilligen Urinverlust. Man nennt sie auch Reizblase oder überaktive Blase. Dabei reagieren die Dehnungsfühler in der Blasen-

Die drei Schweregrade der Stressinkontinenz

Grad 1	Harnverlust bei Husten, Niesen, Lachen, Pressen, schwerem Heben
Grad 2	Harnverlust beim Gehen, Bewegen, abrupten Bewegungen, Aufstehen
Grad 3	Harnverlust auch bei unanstrengenden Bewegungen, im Liegen

Gut zu wissen

Auch Kreuzschmerzen können durch solche architektonischen Veränderungen im kleinen Becken entstehen, denn die Gebärmutter ist durch Mutterbänder an der Kreuzbeinhöhle befestigt. Senkt sie sich, überträgt sich der Zug von den Mutterbändern der überdehnten Haltebänder, in denen die Nerven unter Zugspannung geraten, aufs Kreuzbein. Die Folge davon sind Kreuzschmerzen.

muskulatur zu empfindlich. Aus diesem Grund meldet sich die Blase schon viel zu früh und sendet dem Gehirn die falsche Information, dass sie schon voll ist.

Mögliche Ursachen

Dies kann aufgrund einer Schleimhautreizung, Harnwegsinfektionen, Entzündung oder psychischer Belastung eintreten. Bei Männern kann eine vergrößerte Prostata dafür verantwortlich sein. Die Blase zieht sich zusammen, ohne dass man dagegen etwas tun kann.

Stress und emotional bedingte Anspannung wie Angst, Ärger, Wut, Sorgen führen schon bei einer geringeren Blasenfüllung als 300 Milliliter zum Harndrang und lösen das Signal für die willkürliche Entleerung aus.

Der Betroffene empfindet plötzlich starken Harndrang, obwohl sich nur sehr wenig Urin in der Blase befindet. Hier leidet der Betroffene häufig unter starkem und plötzlich einsetzendem Harndrang. Ist dann keine Toilette in der Nähe, kann der Urin auf Grund des sich stark zusammenziehenden Blasenmuskels nicht gehalten werden. Die Blase entleert sich, zumindest zum Teil, spontan.

Harnverhalt und Mischformen

Bei Angststörungen, Stress- oder Erregungssituationen oder bei Depressionen können die Ausscheidungsorgane auch nervlich bedingt gehemmt werden. Es kommt dann zu erschwerter und schmerzhafter Harnentleerung oder einem Ziehen und Druckgefühl in der Blase. Es kann auch zu einem Harnverhalt kommen. Hier liegt eine Unfähigkeit vor, Urin aus dem Körper zu transportieren. Meistens betrifft dies Männer (Prostatavergrößerung).

Auch bei Diabetes können Nervenschädigungen auftreten. Diese werden durch zu hohe Blutzuckerwerte verursacht,

Drang- und Stressinkontinenz können auch zusammen auftreten (Mischinkontinenz).

Beckenboden und Atmung

Die Behandlung und das Training des Beckenbodens kann durch die Atmung bestens unterstützt werden – und umgekehrt: Eine straffe
Beckenboden- und Bauchwandmuskulatur ist
Voraussetzung für eine intakte Tiefenatmung.

Die Funktion des Zwerchfells

Ein Zwerchfelltiefstand, der keine tiefe Atmung
zulässt, entsteht häufig durch eine Eingeweidesenkung und schlaffe Bauchwände. Dem
Zwerchfell sollte durch kräftiges Muskelgewebe
ein guter Widerstand entgegengesetzt werden.
Das Zwerchfell, unser wichtigster Atemmuskel,
der zwischen Brustbein, der Innenseite der unteren sechs Rippen und der Lendenwirbelsäule
quer verspannt ist, wird von der Speiseröhre,
der Aorta, der unteren Hohlvene, von Nerven
und Lymphgefäßen durchbohrt. Es wird auch
als zweites venöses Herz bezeichnet und als
Muskel im Dienst des Kreislaufs. Der Herzbeu-
tel ist mit dem Zwerchfell verwachsen, sodass
das Herz jede Bewegung des Atemmuskels
mitmachen muss.

Der gesunde Atemrhythmus

Bei tiefer Einatmung senkt sich die Zwerchfell-
kuppel ab, sodass sich die Lunge erweitern
kann. Gleichzeitig werden die inneren Organe
und die Baucheingeweide zusammengedrückt.
Bauch und Beckenboden dehnen sich dabei
etwas aus.
Bei der Ausatmung steigt das Zwerchfell wieder
nach oben, drückt die Lunge aus und befreit

dadurch den Körper vom Abfallprodukt Kohlen-
dioxid. Dadurch kann alles »vorher Gequetschte
wieder auferstehen«, wie es Felix Riemkasten in
seinem Atembuch schon 1957 ausdrückte.

Die tiefe Atmung bedeutet für alle inneren
Organe und das Herz eine kräftige Massage,
die nicht nur guttut, sondern auch ihre jeweilige
Arbeit unterstützt sowie stimuliert. Der Beckenboden bzw. das Beckenbodenzwerchfell zieht
sich bei der Ausatmung zusammen. Durch
seine willentliche Anspannung kann die Ausatmung gefördert werden, aber auch umgekehrt
bei den Beckenbodenübungen die Ausatmung
unterstützend wirken.

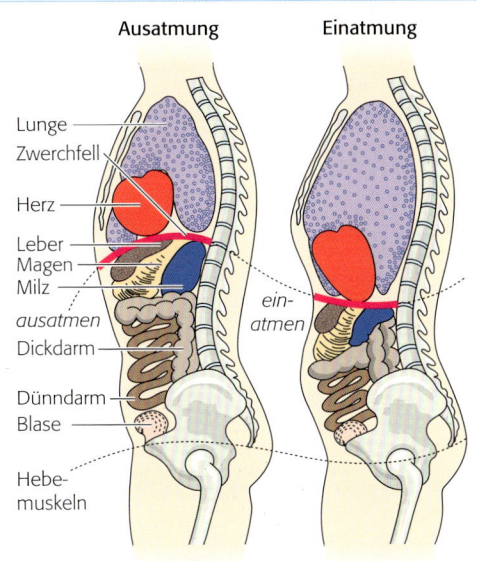

✦ Zwerchfell und Beckenboden

Das Zwerchfell verkümmert

Leider ist die tiefe Zwerchfellatmung bei uns Europäern häufig verkümmert. Schmitt stellte fest, dass das Zwerchfell oft nur noch so dünn wie ein Goldplättchen ist. Wir haben uns zum großen Teil die gehaltlosere Brust- und Hochatmung angewöhnt. Schuld daran sind Bewegungsmangel, Haltungsschwäche, aber auch Stress. Wir leben in einer »atemlosen Zeit« und lassen uns kaum noch »Verschnaufpausen«. Auch der Atem hat sich dem angepasst: Er geht kurz, schnell, hastig und oft unrhythmisch.

Grundatem- und Beckenbodenübung

Zunächst im Liegen mit angestellten Beinen, später auch im Sitzen und Stehen üben: Legen Sie beide Hände auf den Bauch unterhalb des Nabels. Dann langsam durch die Nase einatmen und darauf achten, ob der Bauch sich leicht ausdehnt. (Manche Menschen ziehen den Bauch beim Einatmen ein – dies nennt man dann »paradoxe Atmung«; sie kommt recht häufig bei

Gut zu wissen

Der große Atemlehrer J. L. Schmitt wies darauf hin, dass durch Erschlaffen der Bauchdecken im Bauchraum und Eingeweidesenkung ein Sog entsteht, der das Zwerchfell in extreme Tiefen zieht. Das Problem dabei: Auch das Herz und der venöse Blutrückstrom werden durch den Zwerchfelltiefstand behindert. Denn die tiefe Zwerchfellatmung unterstützt den venösen Blutkreislauf und das Herz beträchtlich. Sogar erhöhter Blutdruck kann nach Dr. Tirala durch sie zur Norm zurückgeführt werden. Außerdem wies dieser Münchner Atemgelehrte schon in den 1930er-Jahren darauf hin, dass die Bauchwand- und die Beckenbodenmuskulatur sich infolge Nichtgebrauchs zurückbilden und schwach werden kann.

uns vor, ist aber schädlich.) Auch im Beckenboden kann eine leichte Weite zu spüren sein. Dann langsam und lange durch den Mund ausatmen, z. B. auf »sch…« oder als ob man eine Kerze ausblasen wollte. Dabei erspüren, wie der Bauch sich senkt und auch der Beckenboden enger wird. Beim Ausatmen können Sie nun ganz bewusst die Beckenbodenmuskeln so kräftig wie möglich anspannen und nach innen ziehen. Auch die Bauchmuskeln dürfen dabei angespannt werden.

4- bis 5-mal wiederholen. Diese Übung können Sie auch bei Alltagstätigkeiten häufig nebenbei ausführen.

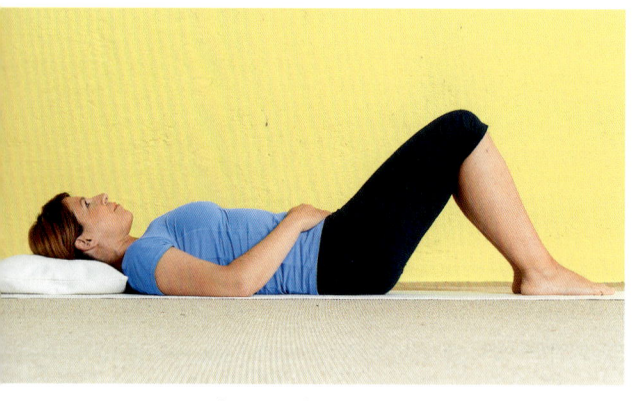

● Grundatem- und Beckenbodenübung

Verlagerung der Unterleibsorgane

Frauen, die in jungen Jahren Übungen für die Beckenbodenmuskulatur vernachlässigt haben, besonders nach einer Geburt (meistens mangels Aufklärung), müssen sich in späteren Jahren oft mit einer Verlagerung oder Senkung der Gebärmutter oder Blase »herumschlagen«. Heute weiß man: Ein gezieltes Beckenbodentraining kann die Verlagerung bei konsequenter Durchführung der Übungen beheben. Sollte jedoch eine Operation unvermeidlich sein, kann das Operationsergebnis durch die Übungen gefestigt werden. Gerade dann ist es besonders wichtig, einen erneuten Rückfall zu vermeiden.

Günstige Körperstellungen

Bestimmte Haltungen, die man so oft wie möglich einnimmt, sorgen dafür, dass die Gebärmutter mitsamt der inneren Organe an ihren »alten Platz« in das Innere des Körpers rutscht. Dabei ist die Gebärmutter, genauso wie die unter ihr liegende Blase, nach vorne geknickt. Gleichzeitig wird dafür gesorgt, dass der Beckenboden, auf den im Sitzen und Stehen ein starker Druck ausgeübt wird, Entlastung erfährt. Die überdehnten Uterusbänder werden dabei gestrafft, sodass die Gebärmutter in der gewünschten Lage gehalten werden kann. Bei diesen Körperstellungen wird das Becken höher gelagert als der Kopf. Dabei kann viel erreicht werden – der Atem unterstützt in beträchtlichem Maße die Rückverlagerung der Unterleibsorgane, indem ein Sog auf diese ausgeübt wird.

Eine Übungsauswahl

Günstige Körperpositionen gegen eine Gebärmuttersenkung oder Blasensenkung finden Sie im Übungsteil in folgenden Programmen (die erste Zahl steht für das Übungsprogramm, die zweite für die entsprechende Übung): 1/4 (S. 48), 2/2 (S. 52), 2/3 (S. 53), 2/4 (S. 54), 2/5 (S. 55), 4/4 (S. 66), 4/5 (S. 66), 5/3 (S. 68), 9/4 (S. 90), 10/1 (S. 92), 10/4 (S. 94), 10/5 (S. 95), 10/6 (S. 95). Die Übungen 2/4 (S. 54), 4/5 (S. 66) und 5/3 (S. 68) sind besonders geeignet; bei Übung 4/5 (S. 66) sollten Sie eine dicke Decke verwenden.

Mein Rat

Während Sie eine bestimmte Lage einnehmen, bei der das Becken meistens höher liegt als der Kopf, lassen Sie den Atem einfach gelöst fließen. Sanfte Hintergrundmusik hilft Ihnen vielleicht, besser zu entspannen.
Sie können sich währenddessen auch ganz bewusst auf den Atem zum Bauch- und Beckenboden hin konzentrieren. Vielleicht können Sie auch schon wahrnehmen, wie die Eingeweide und inneren Organe in der eingenommenen Stellung tiefer in den Körper gezogen werden und der Druck vom Beckenboden weicht.

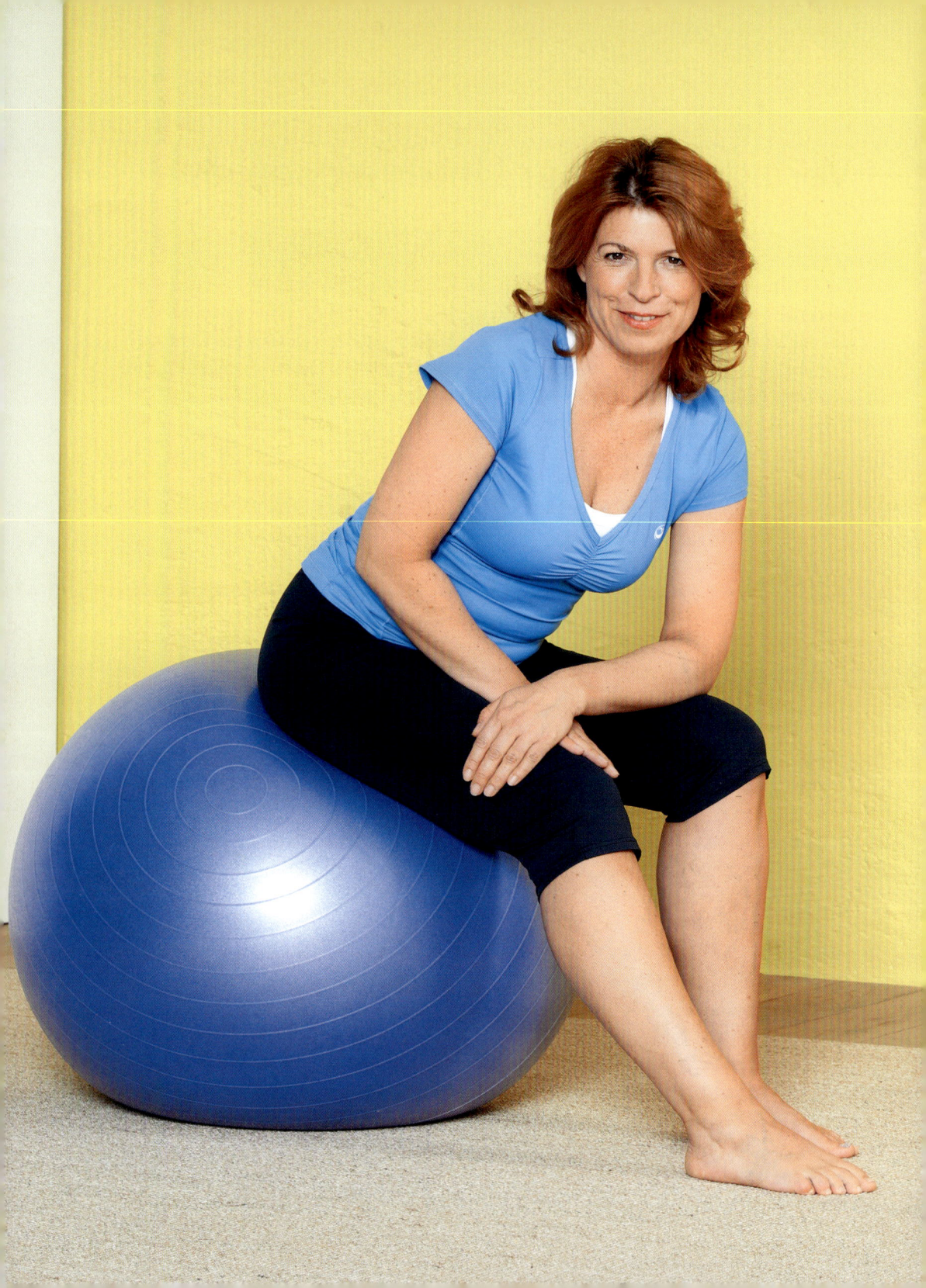

Übungen für einen starken Beckenboden

Jetzt geht's los – bevor Sie aber so richtig durchstarten, zeigen wir Ihnen einige Wahrnehmungsübungen, um Ihren Beckenboden zunächst einmal »kennenzulernen«. Aus den folgenden Übungsprogrammen können Sie dann Ihr individuelles Training zusammenstellen.

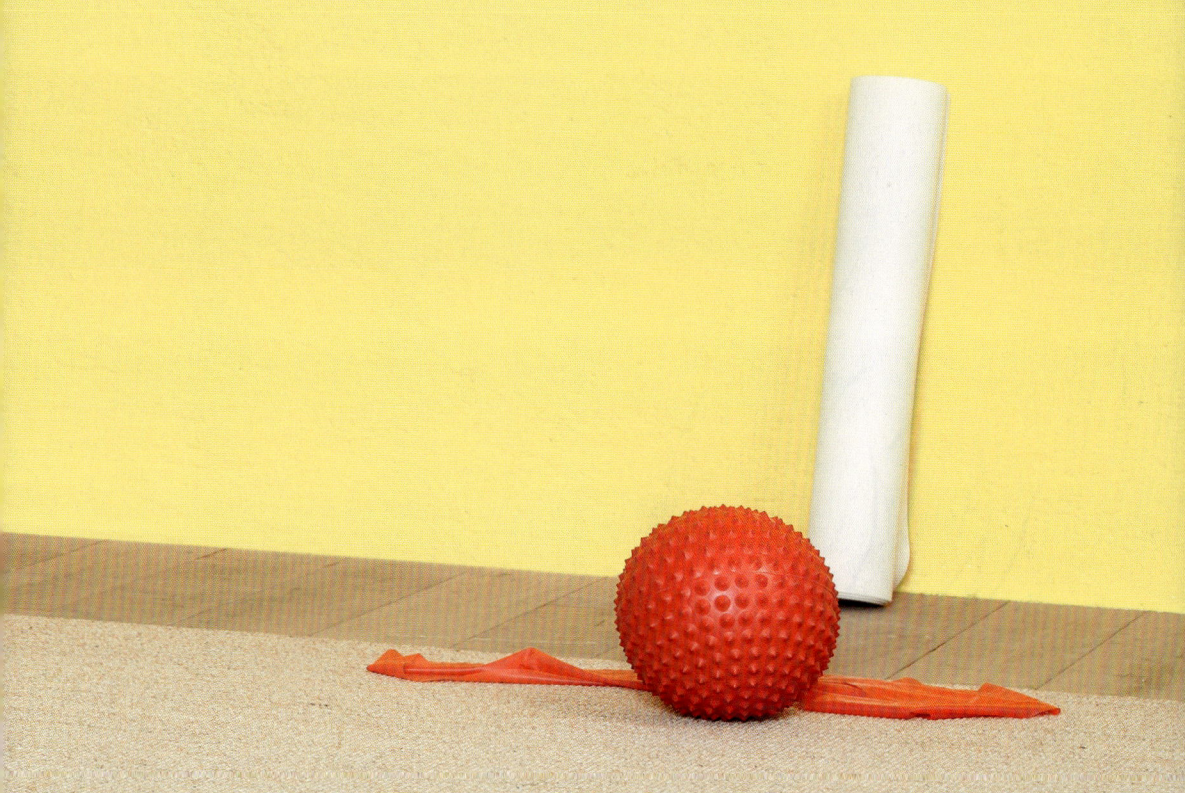

Kennenlernen des Beckens

Obwohl das Becken in seiner Gesamtheit das Zentrum unseres Körpers bildet, Ober- und Unterkörper miteinander verbindet, nehmen wir es nur selten bewusst wahr, können uns seine Form meist nicht genau vorstellen. Schauen Sie sich deshalb zuerst die unten stehende Abbildung an.

Das Zentrum unseres Geschlechts

Das Becken der Frau ist Teil ihrer Weiblichkeit; hier erlebt sie Schwangerschaft, Geburt, aber auch zyklische Erfahrungen (Menstruation, Klimakterium) und die Sexualität. Ein positives, bewusstes Verhältnis kommt deshalb jeder Frau zugute. Aber auch beim Mann wird das Becken als körperliche Mitte seiner Männlichkeit angesehen – die Sexualorgane und die Prostata sind Teil dieses Körperzentrums.

Das Becken stellt einen geschlossenen, aber nicht völlig starren Knochenring dar. Es wird von drei Knochen gebildet: den beiden bogenförmigen Hüftbeinen und dem hinten liegenden Kreuzbein. Das Becken wirkt wie ein Balancegestell, das das Gewicht des Oberkörpers vor allem im Kreuzbeinbereich (Kreuzbein-Darmbein-Gelenke) aufnimmt und es über die Hüftgelenke an die Beine überträgt. Denn der Beckenknochen stellt eine feste, aber dennoch flexible Verbindung zwischen dem Rumpf und den Beinen dar.

Man könnte dieses ausgleichende System mit einem Wippbrett vergleichen, das oben (am Kreuzbein) etwas höher steht als unten (an den Hüftgelenken).

Diese Vorstellung hilft uns, den Balanceakt des Beckens zu begreifen. Während die Hüftgelenke die Verbindung des Beckens zu den Oberschenkeln darstellen, streckt die Wirbelsäule vom Kreuzbein ausgehend sich empor. Es wird deutlich, wie die verschiedenen Körperteile zusammenarbeiten und sich gegenseitig beeinflussen. An allen Beckenbewegungen sind immer auch die Hüftgelenke und die Lendenwirbelsäule beteiligt. Und die Bewegung setzt sich bis zur Halswirbelsäule und bis zu den Füßen hin fort.

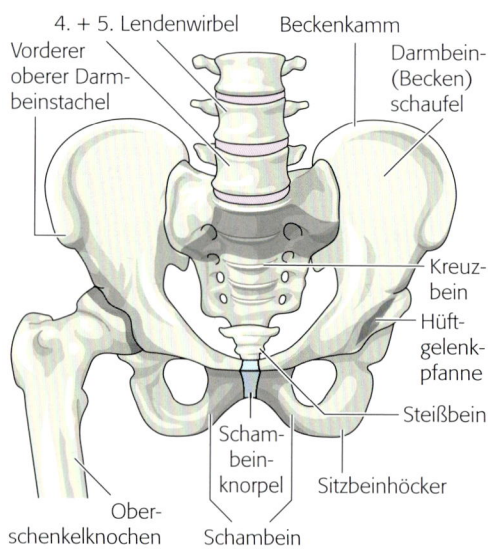

4. + 5. Lendenwirbel   Beckenkamm
Vorderer oberer Darmbeinstachel
Darmbein-(Becken)schaufel
Kreuzbein
Hüftgelenkpfanne
Steißbein
Schambeinknorpel   Sitzbeinhöcker
Oberschenkelknochen   Schambein

● Das Becken

Haltung bewahren

Das Balancegestell des Beckens wird durch besonders starke Bänder sowie Rücken-, Becken- und Beinmuskeln im Gleichgewicht gehalten. Um einseitige Belastungen und Abnutzungen zu vermeiden, sollten Sie deshalb immer darauf achten, das Becken möglichst gerade, also lotrecht zu halten und gleichmäßig zu belasten. Nur wenn die Beckenhaltung gerade und harmonisch, also im Gleichgewicht ist, drückt das Gewicht des Eingeweideblocks nicht voll auf den Beckenboden, sondern wird auf die knöchernen Anteile des Beckens übertragen. Der Druck lastet also bei einer straffen Bauchdecke auf den Schambeinen und der Schambeinfuge, nicht auf dem Beckenboden. Daran wird deutlich, wie wichtig die Stellung des Beckens und der Spannungszustand der Bauchmuskulatur auch für den Beckenboden sind.

Erforschen Sie Ihr Becken

Viele Beckenbodenübungen werden von den Bauch-, Gesäß- und Adduktorenmuskeln unterstützt bzw. begleitet. Jedoch ist es trotzdem sinnvoll, zunächst die Beckenbodenmuskulatur isoliert anspannen und auch entspannen zu lernen. Denn das fördert das Muskelgefühl und die Fähigkeit zur feinen Muskelkoordination. Diese ist auch dann wichtig, wenn eine geschwächte Beckenbodenmuskulatur bewusst in andere Bewegungsmuster einbezogen werden soll, z.B. beim Niesen oder Heben.
Ist das Gefühl für die Beckenbodenmuskulatur vorhanden, kann sie zusammen mit der Bauchmuskulatur in allen Alltagshaltungen und -handlungen ein gutes »Muskelkorsett« bilden, denn

beide Muskelgruppen arbeiten zusammen. Die Bauchmuskulatur sollte nie ohne die Beckenbodenmuskeln angespannt werden, weil durch die Bauchpresse immer ein vermehrter Druck auf den Beckenboden ausgeübt wird.

Wahrnehmungsübungen im Alltag (siehe auch S. 110)

- Versuchen Sie auf der Toilette den Harnstrahl plötzlich anzuhalten. So wird sich bald ein Gefühl bzw. Gespür für die Scheidenmuskulatur einstellen. Später reicht die Vorstellung den Harnstrahl anzuhalten, um das Gefühl für den Scheidenmuskel zu sensibilisieren.
- Sie können auch einen Tampon oder ein Wattestäbchen in die Scheide einführen und bewusst festhalten und umklammern. Später intensivieren Sie die Übung und versuchen, das Herausziehen mithilfe der Scheidenmuskulatur zu verhindern.
- Den Afterschließmuskel können Sie erspüren lernen, indem Sie versuchen, den Stuhl (oder Gase) bewusst zurückzuhalten; später reicht die Vorstellung.
- Den Queren Dammmuskel erspüren Sie auf folgende Art am besten: Im Sitzen beide Hände unter die Sitzbeinhöcker legen, dann beide Sitzbeinstacheln zusammen schieben. Später geben Sie mit den Händen etwas Widerstand.

Variationen für Männer

Auch der Mann kann sich vorstellen, den Harnstrahl oder den Stuhl anzuhalten oder die Sitzknochen zueinanderzuziehen. Dazu kann er sich vorstellen, den Dammbereich zwischen Hodensack und After oder den Bereich um die Peniswurzel anzuspannen und hochzuziehen.

Wahrnehmungsübungen

Nachdem Sie sich die Anatomie des Beckens noch einmal angeschaut haben, ertasten Sie im Stand mit den Händen diesen ganzen Knochengürtel und nehmen seine Form, Erhöhungen, Ränder genau wahr.

Beachten Sie, dass die Darmbeinstacheln und das Schambein auf einer senkrechten Linie liegen, wenn Sie das Becken lotgerecht halten.

1. Übung

① Beginnen Sie mit beiden Händen an den rechten und linken Vorderen oberen Darmbeinstacheln, die sehr gut fühlbar sind. Erfühlen Sie die hervorstehenden Knochen bewusst. Lassen Sie dann die Finger schräg nach vorn bis zum Schambein gleiten.
Dazwischen liegt das Hüftgelenk; Sie können es vielleicht erspüren, wenn Sie das Bein bewegen, z. B. das Knie vorne hochziehen und dann nach hinten führen.

② Wenn Sie dann mit den Händen noch etwas weiter nach hinten wandern, können Sie die Sitzbeinhöcker spüren.
Legen Sie dann wieder die Finger an die Darmbeinstacheln und ertasten Sie den dicken Rand des Beckenkamms. Tasten Sie sich von dort nach hinten zum Kreuzbein. Nehmen Sie die Form der keilförmigen, sich nach unten zuspitzenden Knochenplatte wahr und fahren Sie sie einige Male ab. Gleiten Sie dann auch noch ein wenig tiefer bis zum Steißbein.
Erspüren Sie nochmals ganz unten die Sitzbeinhöcker. Stellen Sie sich vor, wie beide auf einer Linie liegen, und erfühlen Sie, dass das Kreuzbein höher liegt als das Schambein.

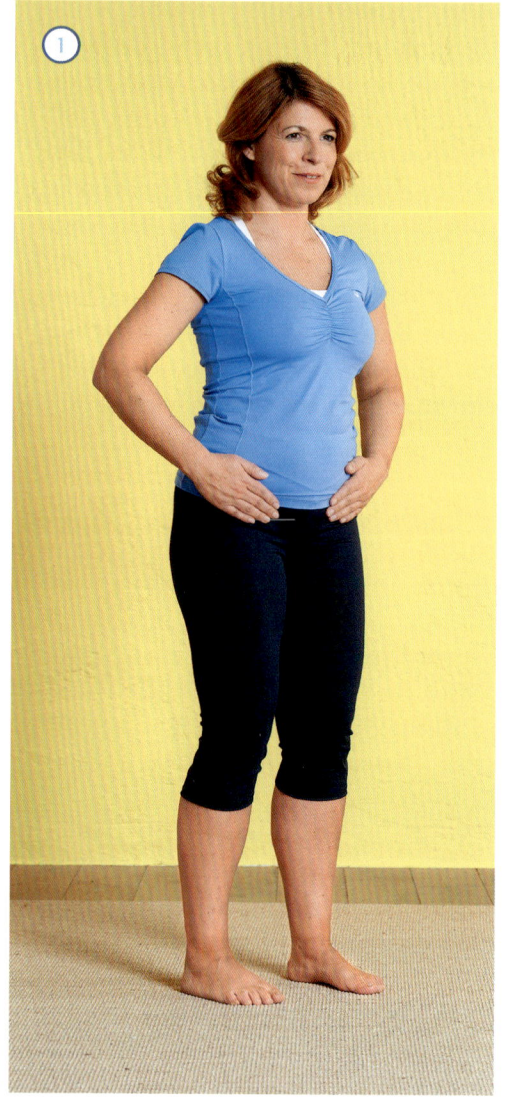

2. Übung

② Im Stand beugen Sie leicht die Knie.
Legen Sie die Finger einer Hand vorne auf das
Schambein und die Finger der anderen Hand
hinten an das Steißbein.

Stellen Sie sich vor, wie sich dazwischen Ihre
Beckenbodenmuskulatur wie eine Hängematte
spannt.
Wichtig für alle Konzentrationsübungen: Halten
Sie nicht die Luft an, sondern lassen Sie den
Atem ruhig fließen.

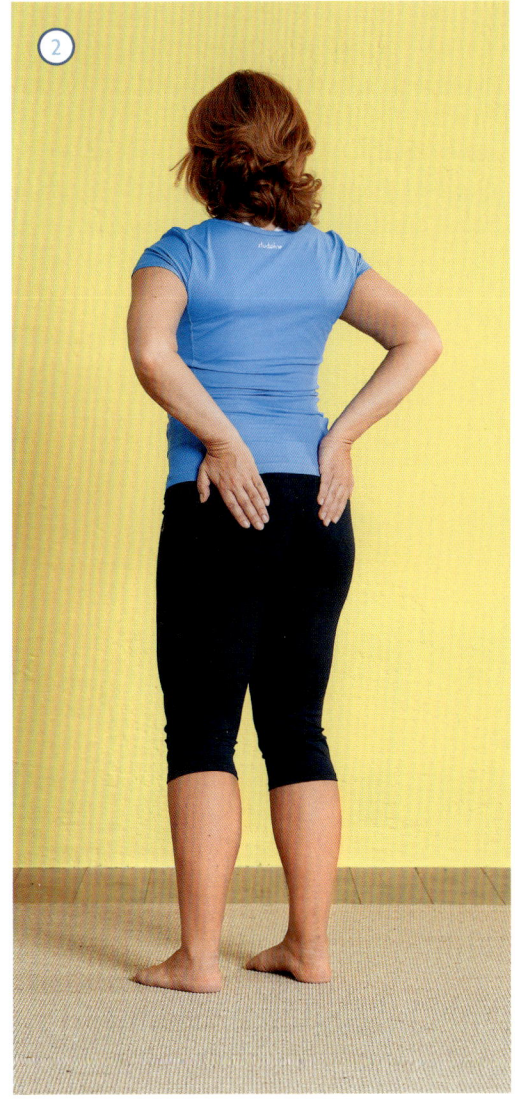

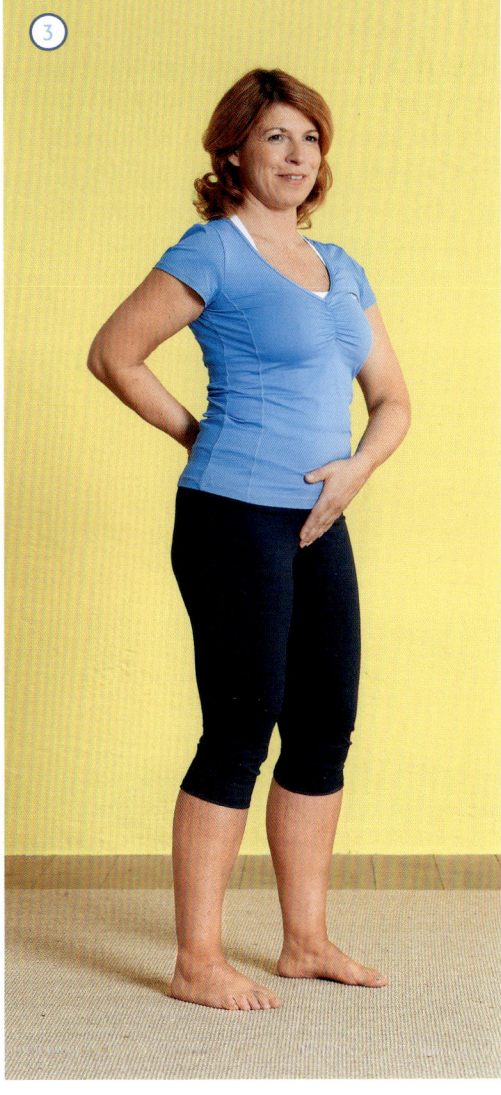

Basisübung: Zunächst ist die Wahrnehmung und isolierte Anspannung des Beckenbodens wichtig.

3. Übung

① Setzen Sie sich auf einen Stuhl und legen Sie Ihre Hände unter die Sitzbeinhöcker. Wenn Sie sie nicht gleich finden, rutschen Sie ein wenig mit dem Po hin und her. Dann bleiben Sie mit Ihren Sitzknochen genau auf den Händen sitzen. Merken Sie, dass man nur aufrecht sitzen kann, wenn man auf den Sitzknochen sitzt?

② Drehen Sie das Becken einmal zurück, sodass Sie fast auf dem Steißbein sitzen – diese Haltung erkennen Sie sicher als häufige Alltagshaltung –, und nehmen Sie wahr, wie Ihr Rücken dabei rund wird.

Setzen Sie sich jetzt bewusst auf die Sitzbeinhöcker und nehmen Sie wieder die aufgerichtete Haltung ein. So können Sie eine gesunde Rücken- und auch Beckenbodenhaltung aufbauen. Konzentrieren Sie sich nun auf den Raum zwischen Ihren Sitzbeinknochen. Versuchen Sie seine Breite und Weite wahrzunehmen. Dazwischen, etwas höher, breitet sich Ihr Beckenboden aus. Stellen Sie ihn sich genau vor.

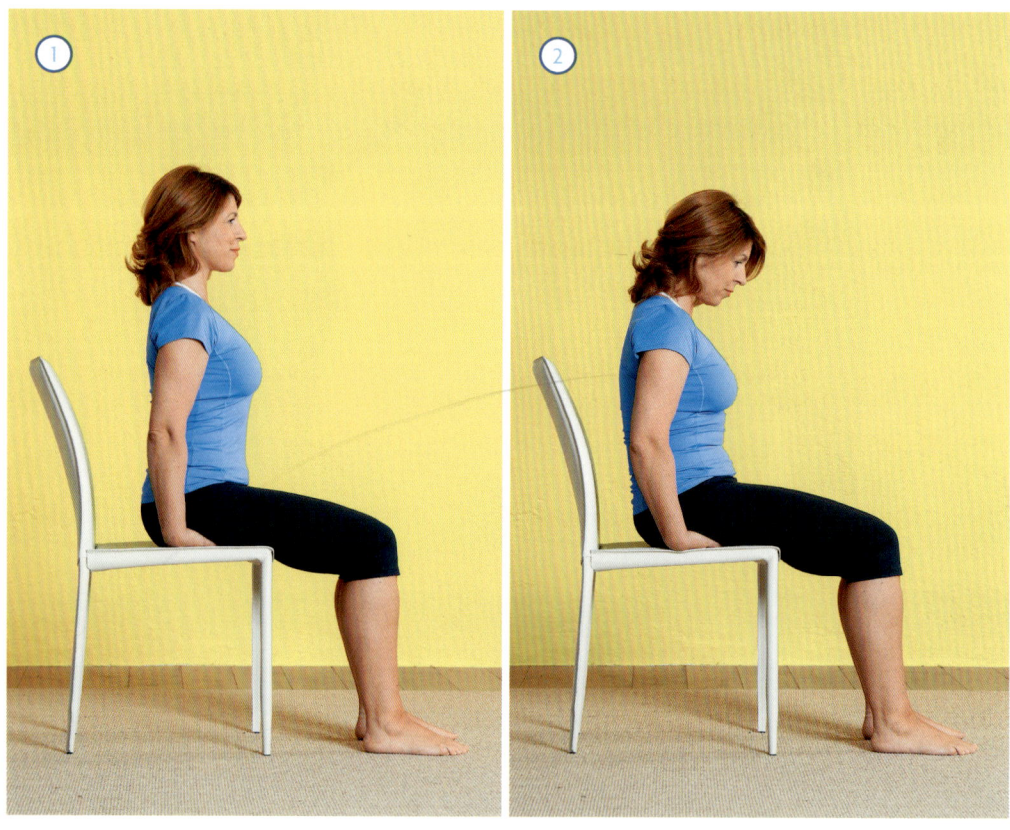

4. Übung

③ Nehmen Sie im Stand ein Stück Seil oder einen festen Bademantelgürtel in beide Hände. Legen Sie die Hände wieder an Steiß- und Schambein und spannen Sie den Gürtel dazwischen; das übrige Ende lassen Sie einfach hinten nach unten hängen.

Machen Sie nun bewusst ein Hohlkreuz und nehmen Sie wahr, wie dabei das Steißbein nach hinten hochgezogen wird.

In dieser Position sind der Beckenboden und die Bauchmuskulatur gedehnt, lasch, kraftlos und schwach.

Gut zu wissen

Ein guter Beckenboden- und Bauchmuskulaturtonus (Grundspannung) setzt eine gerade, aufrechte Haltung voraus.

④ Stellen Sie sich vor, Sie ziehen das Steißbein zwischen den Beinen nach vorne. Der Gürtel und der Beckenboden sind dann parallel zum Boden gespannt. So können die Beckenbodenmuskeln besser angespannt werden.

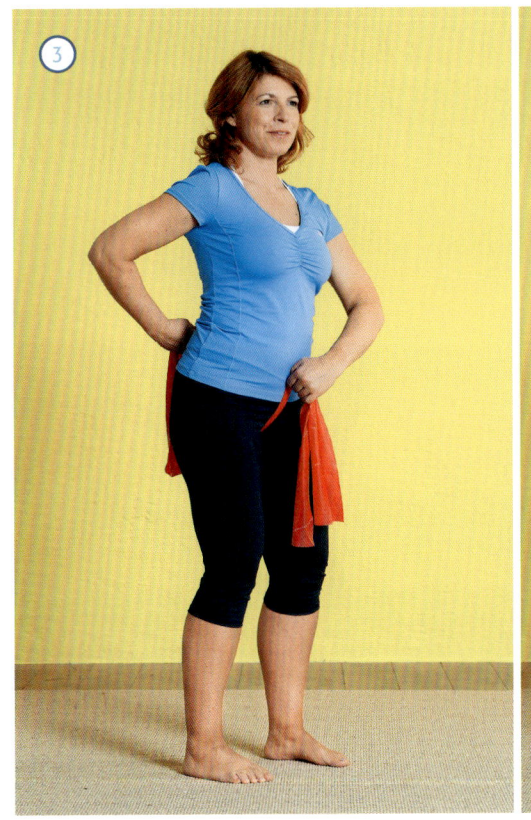

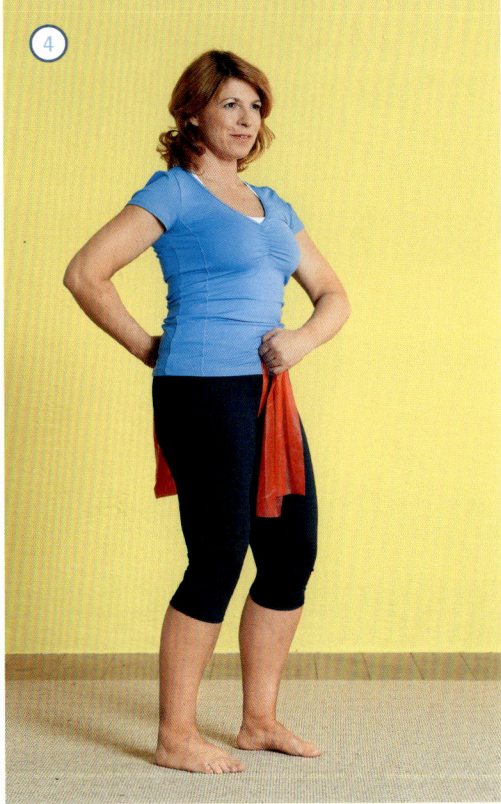

5. Übung

Wiederholen Sie die Übung von oben, mit oder ohne Gürtel. Stellen Sie sich dabei den Beckenboden als Boden einer Schüssel vor, die mit Wasser gefüllt ist. Was fällt Ihnen dabei auf?

① Vielleicht haben Sie sich vorgestellt, dass, wenn Sie das Becken zurückkippen, also ein Hohlkreuz machen, die Schüssel Wasser ausgeleert werden würde.

② Beim Geradestellen des Beckens bzw. Vorschieben des Steißbeins würde das Wasser gut verteilt in der in etwa waagerecht platzierten Schüssel ruhen.

Diese Übung schärft nicht nur die Wahrnehmung für das Becken und den Beckenboden und bringt beide in eine optimale Stellung, sondern sie sorgt auch für eine gute, aufrechte Haltung. So tun Sie Ihrer Wirbelsäule Gutes und strahlen gleich mehr Selbstbewusstsein aus!

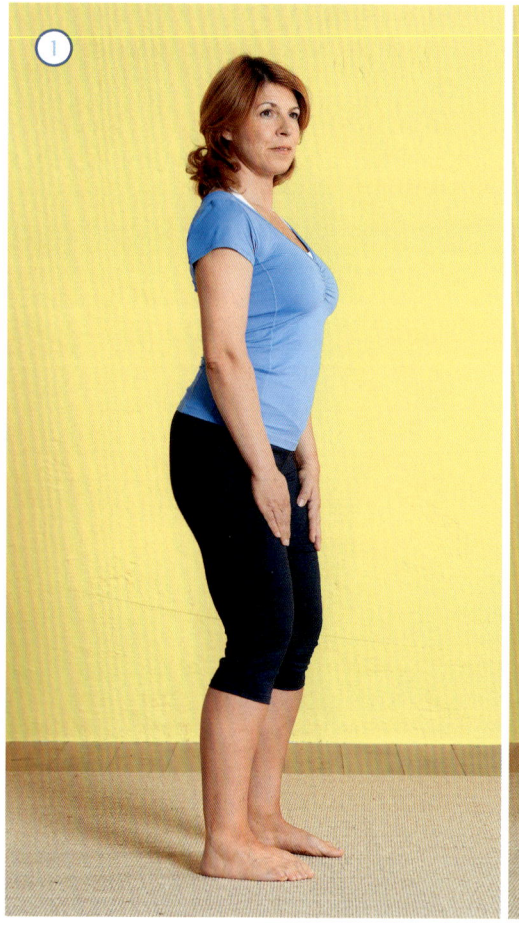

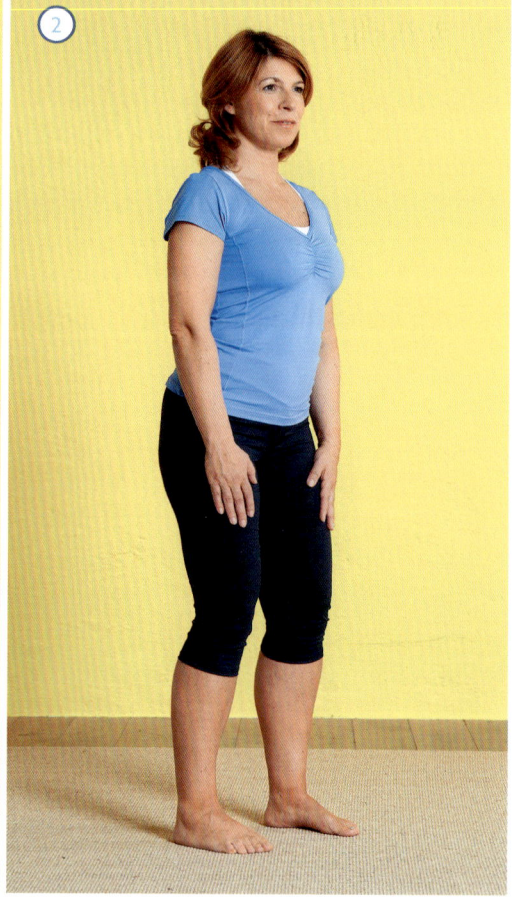

6. Übung

Ein Druck gegen die Beckenbodenmuskulatur hilft, diesen verborgenen Bereich besser zu lokalisieren und wahrzunehmen.
Legen Sie einen Stab längs auf einen Hocker oder Stuhl und umwickeln Sie ihn in der Mitte mit einigen Handtüchern, sodass Sie ihn als Gegendruck zwar gut fühlen, aber doch einigermaßen angenehm darauf sitzen können. Setzen Sie sich nun aufrecht auf den Stab, sodass dieser zwischen den Beinen liegt.

③ Verlagern Sie das Gewicht nun etwas nach vorne, sodass Sie den Druck etwa unter ihrer Scheide spüren. Versuchen Sie nun die dort gelegene vordere Beckenbodenmuskulatur um die Scheide (bzw. der Peniswurzel beim Mann) fest anzuspannen, indem Sie in Ihrer Vorstellung versuchen, den Stab mit den Schamlippen zu umgreifen und nach oben zu ziehen. Spüren Sie die hebende und nach vorne ziehende Wirkung der Muskelübung?

Die Spannung mindestens 10 Sekunden anhalten, dann locker lassen. Dabei weiteratmen oder bei der Anspannung ausatmen. 4- bis 6-mal wiederholen.

④ Verlagern Sie Ihr Gewicht nun mehr nach hinten, sodass Sie den Druck des Stabes unter Ihrem After spüren. Versuchen Sie dann, die Muskulatur in diesem Bereich anzuspannen, indem Sie sich vorstellen, den Stab mit dem inneren Afterschließmuskel hochzuziehen. Die Spannung mindestens 10 Sekunden halten, dann langsam loslassen, wobei Ihnen sicher auffällt, dass das langsame Loslassen schwerer fällt als das schnelle. 4- bis 6-mal wiederholen.

Tipp: Atmen Sie in der aufrechten Sitzposition ein, dann das Gewicht nach vorne verlagern und ausatmend die vorderen Beckenbodenmuskeln nach oben ziehen.
Genauso bei 4: Hier ausatmend die hintere innere Beckenbodenmuskulatur nach innen oben ziehen.

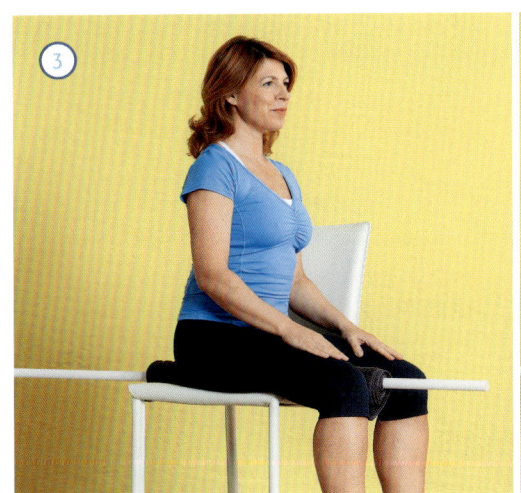

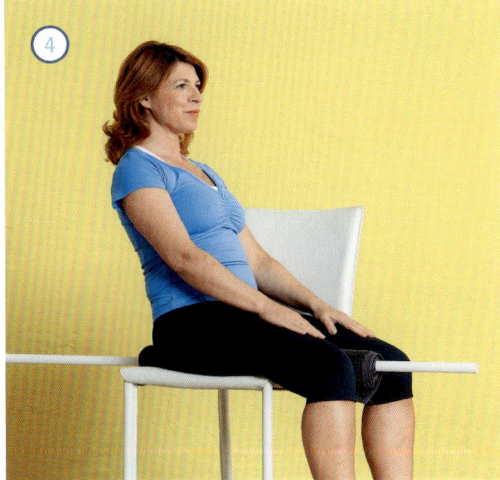

Was Sie zu den Übungsprogrammen beachten sollten

Grundsätzliches zu den Übungen:

- Am besten 10 bis 15 Minuten täglich üben.
- Die effektivsten Übungen sind Anspannungs-Entspannungs-Übungen (sogenannte isometrische Übungen).
- Die Spannung sollte etwa 6 bis 10 Sekunden gehalten werden. Dies kann jedoch individuell im Laufe der Übungsprogramme gesteigert werden.
- Deshalb gilt grundsätzlich: Spannen Sie so kräftig und lange an, wie es Ihnen möglich ist.
- Danach kurz entspannen und nachspüren.
- Dabei unbedingt den Atem weiter fließen lassen; Pressatmung vermeiden. **Bei Anspannung ausatmen (langsam und lange); bei Entspannung einatmen!**
- Die Zwerchfellatmung ist ein zentraler Bestandteil in der Beckenbodengymnastik.
- Nach 4–6 Wiederholungen entspannen Sie einen Moment, damit der Muskel Zeit hat, sich zu regenerieren und aufzubauen, Sauerstoff und Nährstoffe zu tanken.
- Die Erholungsphase ist äußerst wichtig, damit sich der Muskel nicht verspannt.
- Ausschließliche Muskelanspannung würde den Muskel nur verspannen, anstatt auf gesunde Weise aufbauen.
- **Sie können auch während der Anspannungsphase langsam ausatmen, am besten mit Hilfe der Lippenbremse (z. B. auf ein weiches »fff«), weil sich dadurch die dynamische Spannung des Beckenbodens besser aufbaut.**

- Die Ausatmung unterstützt dabei die Muskelanspannung und somit die Kräftigung des Beckenbodenmuskels.
- Außerdem verhindert die Konzentration auf die Ausatmung das oft unbewusste Anhalten des Atems.
- Auch sehr wichtig: Beachten Sie bei allen Bauchmuskelübungen, dass der Nabel nicht herausgestülpt wird. Die Vorstellung, den Bauch von allen Seiten zur Mitte und den Nabel in Richtung Lendenwirbelsäule hin zu ziehen, hilft Ihnen dabei.

Mein Rat

Bei allen Übungen in der Rückenlage kann eine zusammengerollte Decke oder ein Sitzkeil unter das Becken gelegt werden. Dadurch wird es etwas angehoben, der Beckenboden wird völlig entlastet und ist leichter erfühlbar bzw. trainierbar. Außerdem fließt das venöse Blut besser zurück. Schwaches Bindegewebe und ein lascher Beckenboden führen oft dazu, dass das Blut in den Beinen oder im unteren Beckenbereich versackt. Übungen, bei denen das Becken erhöht ist, wirken somit auch der Thrombosegefahr entgegen und sind bei einem Gebärmuttervorfall eine ideale Position.

1. Übungsprogramm

Sie benötigen einen Holzstab, einen Hocker oder Stuhl, einige Handtücher, eine leere Flasche, eine zusammengerollte Decke und evtl. einen Sitzball.

1. Übung

Umwickeln Sie den Stab in seiner Mitte mit einigen Handtüchern und legen Sie ihn quer über einen Hocker. Sitzen Sie genau mit den Sitzbeinstacheln (die Sie schon mit den Händen erfühlt haben) auf dem Stab. Beachten Sie dabei die aufrechte Haltung. Stellen Sie sich vor, wie zwischen den Sitzbeinstacheln der Quere Dammmuskel liegt.
Versuchen Sie nun, kräftig die Knochen zueinander zu ziehen. Spüren Sie die Anspannung und halten Sie sie mindestens 10 Sekunden. Währenddessen unbedingt regelmäßig weiteratmen, was anfangs nicht ganz einfach ist. Dann locker lassen und nachspüren.

2. Übung

① Umwickeln Sie eine Flasche mit einem Handtuch, legen Sie sie auf einen Hocker oder Stuhl und setzen Sie sich rittlings darauf. Verlagern Sie das Gewicht einmal mehr nach hinten und spannen Sie die hintere Beckenbodenmuskulatur an. Dann wieder aufrecht sitzen und einatmen.

② Danach beim Ausatmen das Gewicht mehr nach vorne verlagern, die vorderen Beckenbodenmuskeln anspannen und bewusst wahrnehmen, wieder locker lassen. Schließlich wie vorher aufrecht und gerade sitzen und die Sitzbeinstacheln zueinander ziehen, locker lassen.

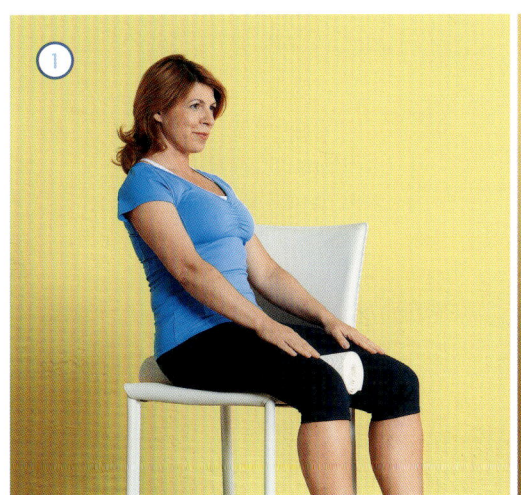

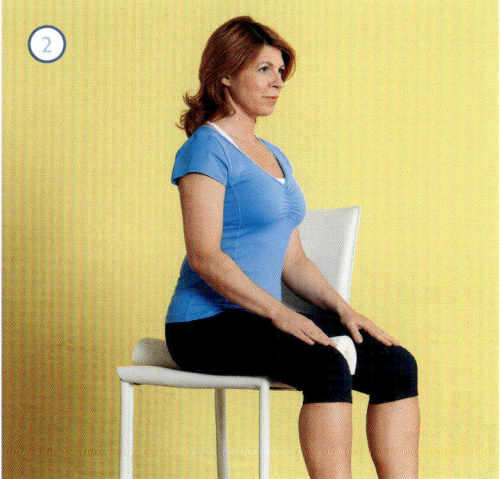

3. Übung

① In der Rückenlage beide Beine aufstellen, dann das Becken hochdrücken, sodass von den Knien bis zu den Schultern etwa eine gerade Linie besteht.

Legen Sie nun eine Hand von vorne, die andere von hinten an den Beckenboden, sodass sich die Mittelfinger etwa in der Mitte treffen. Geben Sie zunächst mit der vorderen Hand etwas Druck auf den Beckenboden und spannen Sie dort kräftig an, dann locker lassen. Anschließend mit der hinteren Hand mehr Druck geben und dort anspannen, nach 10 oder mehr Sekunden auch hier wieder locker lassen.

Gelöst zurücklegen und entspannen, der Übung nachspüren. Nun wie vorher, aber nach der hinteren Anspannung als dritte Anspannung auch noch die Sitzbeinstachen zueinander ziehen.

② Atmen Sie aus und versuchen Sie, den gesamten Beckenboden kräftig nach innen zu saugen. Denken Sie auch daran, den U-Muskel nach vorne zu ziehen mit der Vorstellung, das Schambein zur Nasenspitze hochziehen zu wollen. Halten Sie die Spannung so lange wie möglich, ohne den Atem anzuhalten. Wenn Sie meinen, es geht nicht mehr, versuchen Sie zuerst einmal, noch etwas höher zu ziehen. Nun bauen Sie die Spannung langsam wieder ab und legen schließlich den Rücken Wirbel für Wirbel gelöst zurück. Entspannen Sie sich und spüren Sie der Übung nach.

Sie können die Intensität der Übung steigern, indem Sie die Fersen aufstellen und in den Boden drücken.

4. Übung

Nach dieser Anstrengung haben Sie und natürlich Ihr Beckenboden eine Pause verdient.

③ Legen Sie ein zusammengerolltes Handtuch oder eine zusammengerollte Decke unter Ihr Becken und lagern Sie Ihre Unterschenkel auf einen Stuhl, einen Hocker oder Sitzball. Das Becken ist jetzt ein wenig erhöht, die Beckenorgane rutschen sozusagen an ihren »alten Platz« zurück. Spüren Sie, wie der gesamte Druck vom Beckenboden verschwindet.

Dies ist eine sehr angenehme Entlastungsstellung für den oft so »traktierten« Beckenboden, muss er doch im Stehen und Sitzen immer die ganze Last der inneren Organe und der Eingeweide tragen. Genießen Sie diese Entlastung, die auch den Kreuzbeingelenken und der Lendenwirbelsäule gut tut. Atmen Sie bewusst zum Beckenboden hin ein und aus und betonen Sie die gelöste Ausatmung. Schicken Sie in Gedanken mit dem Atem viel Sauerstoff zu diesem Muskel.

Mein Rat

Noch besser und effektiver sowie gegen Senkungen der Gebärmutter und der Blase noch wirkungsvoller ist, wenn Sie unter das Becken nicht nur ein zusammengerolltes Handtuch, sondern eine oder zwei zusammengerollte Decken oder 3 bis 4 kleine Kissen legen, sodass das Becken noch höher liegt.

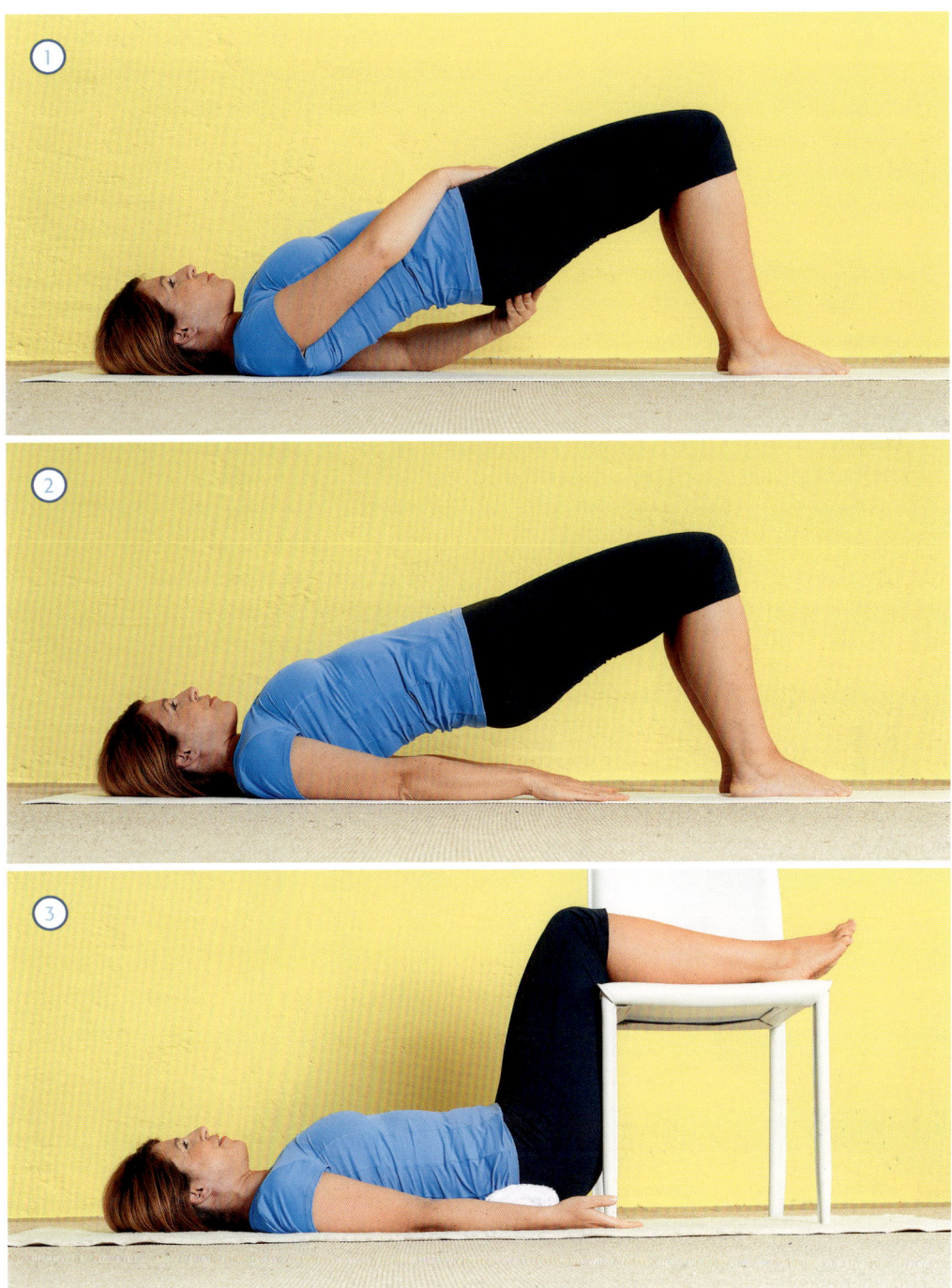

5. Übung

Gleiche Ausgangsstellung wie vorher. Das Becken ist mit einer zusammengerollten Decke unterlagert und die Unterschenkel liegen bequem auf einem Hocker oder Stuhl.

① Atmen Sie zuerst ganz bewusst zum Beckenboden hin ein und aus. Erspüren Sie, wie der Bauch und der Beckenboden beim Einatmen eher weiter und beim Ausatmen wieder enger werden. Üben Sie 2 bis 5 Minuten. Erspüren Sie währenddessen auch, dass die inneren Organe in den Körper hineinsinken und der Beckenboden von Druck befreit wird. Dann spannen Sie die Bauch- und Beckenbodenmuskeln beim Ausatmen kräftig an und ziehen sie nach innen. Beim Einatmen wieder locker lassen.

Variation

Wie oben, jedoch dieses Mal das Becken so hoch wie möglich anheben. Zuerst einige Male zum Beckenboden hin atmen, dann beim Ausatmen den Beckenboden kräftig anspannen und nach innen ziehen. Beachten Sie dabei, dass in dieser Haltung der hintere Beckenbodenmuskel mehr aktiviert wird.

6. Übung

② Bei gleicher Ausgangsstellung wie oben legen Sie sich wieder auf den Rücken und legen die Unterschenkel auf einen Hocker. Unterlagern Sie das Becken mit einer dicken Decke oder mehreren Kissen. Ziehen Sie die Knie jetzt so weit zu sich ran, dass Sie eine Hand zwischen die Knie legen können. Klemmen Sie die Hand mit den Knien fest. Versuchen Sie dann die Hand beim Ausatmen zwischen den Knien herauszuziehen und spannen Sie dabei den Beckenboden kräftig an. Die Spannung so lange halten, wie Sie ausatmen können. Dann die Beine und den Arm entspannt ablegen und einen Moment nachspüren. Dann die Knie wieder herziehen und die andere Hand dazwischen legen. Bei dem Versuch, die Hand wieder herauszuziehen, spannen Sie den Beckenboden so kräftig wie nur möglich an.

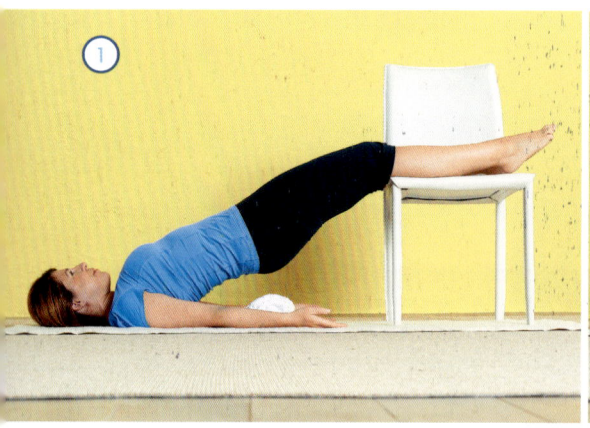
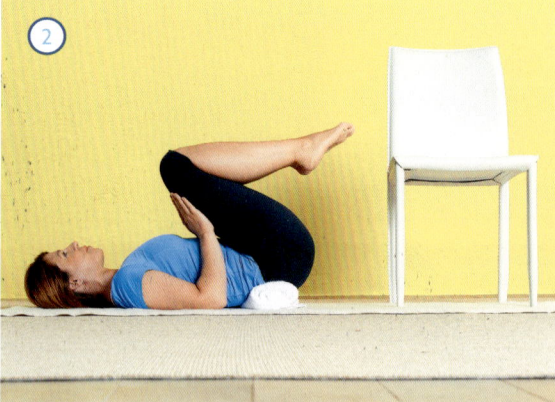

2. Übungsprogramm

In diesem Übungsprogramm stelle ich Ihnen eine der wichtigsten, effektivsten Übungen vor. Sie kann in den verschiedensten Ausgangsstellungen durchgeführt und überall im Alltag wiederholt werden, da sie »unsichtbar« ist – beim Telefonieren, im Auto, ja sogar am Arbeitsplatz. Sie benötigen eine Decke oder einen großen Noppenball, einen Stuhl oder besser einen Sitzball und evtl. einige Kissen.

1. Übung: Aufzugübung

① In der Rückenlage einen großen Gymnastik-, Pilates- oder Noppenball oder Decken unter das Becken legen und die Unterschenkel auf einen Hocker oder wenn möglich Sitzball lagern. Nun heben Sie das Becken nur im vorderen Teil ein wenig (5–10 cm) an, indem Sie sich vorstellen, das Steißbein in Richtung Decke ziehen zu wollen. Der Rücken bleibt fest auf dem Boden liegen. Sie spüren sicher gleich, wie alle Ein-geweide in den Körper hineingezogen werden. Spannen Sie den gesamten Beckenboden ganz bewusst an. Ziehen Sie in Ihrer Vorstellung das Steißbein nach vorne in Richtung Schambein und saugen Sie alle Beckenbodenmuskeln tief in sich hinein. Stellen Sie sich dabei ein Hochhaus vor mit vielen Stockwerken: Sie saugen den Beckenboden bis in den ersten Stock, in den zweiten, dritten, vierten, fünften Stock … Je häufiger Sie diese Übung machen, umso »höher« werden Sie kommen.

Und vergessen Sie nicht: Alle anderen Muskeln – besonders auch die Gesichtsmuskeln – bleiben locker und entspannt. Der Atem fließt weich und rhythmisch. Zum Schluss das Becken wieder ganz ablegen und den Rücken schwer ruhen lassen und entspannt der Übung nachspüren. Es ist ganz normal, dass Sie zu Beginn gerade mal den ersten oder zweiten Stock erreichen, wenn überhaupt. Aber mit der Zeit können Sie an dieser Übung gut Ihre Fortschritte bemerken.

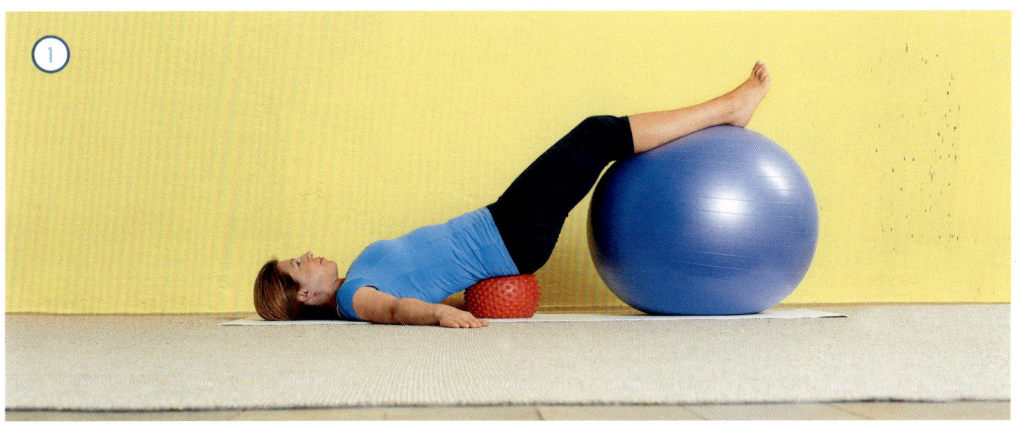

2. Übung: Aufzugübung

Eine andere, ebenfalls sehr angenehme und beckenbodenentlastende Ausgangsstellung:

① Knien Sie sich auf die zusammengerollte Decke und stützen Sie den Oberkörper auf die Unterarme auf. Den Hinterkopf können Sie in die aufeinander liegenden Handteller legen. Spannen Sie jetzt beim Ausatmen den Beckenboden kräftig an und machen Sie die Aufzugübung wie vorher.
Nach der stockwerkartigen Anspannung lassen Sie dann die Spannung nicht abrupt, sondern stufenweise los – das ist natürlich um einiges schwieriger. Nach 4–6 Wiederholungen in einer bequemen Lage entspannen und dem Atem zum Beckenboden hin nachspüren.

Variation

② Aus der vorher beschriebenen Stellung strecken Sie ein Bein, sodass dieses in der Verlängerung des Rückens gehalten wird. Den Fuß dabei anbeugen, die Fußspitze zeigt nach unten. Wichtig: Der gesamte Körper befindet sich von der Ferse bis zum Hinterkopf in einer Linie. Achten Sie darauf, dass Sie den Kopf nicht nach oben abknicken. Spannen Sie beim Ausatmen den Beckenboden wieder kräftig an. Zum Entspannen stellen Sie das Bein wieder auf. Dabei gelöst einatmen. Im Wechsel mit dem anderen Bein üben.
Tipp: Konzentrieren Sie sich ganz auf das Nach-innen-Ziehen des Beckenbodens in den Körper hinein, Stufe für Stufe, und lassen Sie den Atem gelöst weiterfließen. In dieser Position hilft die Schwerkraft übrigens mit.

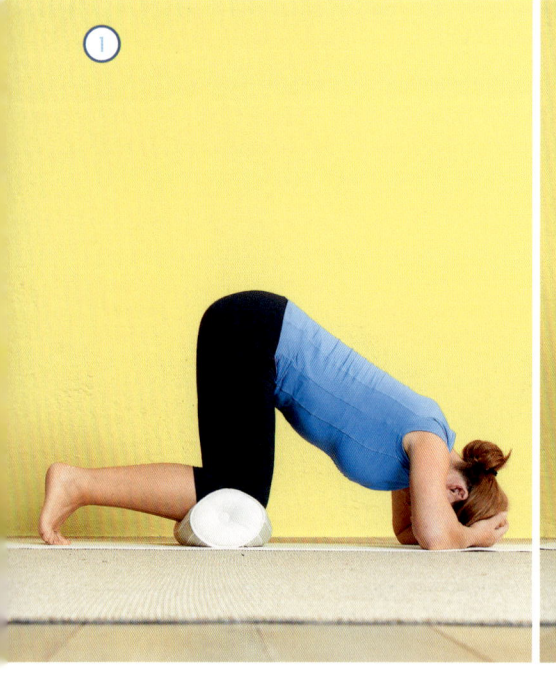
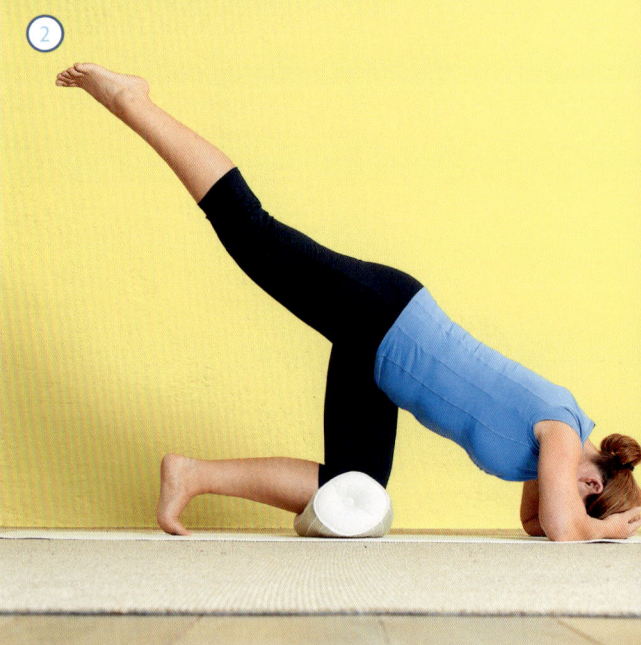

3. Übung: Aufzugübung

Eine sehr intensive, effektive Übung:

① Ausgangsstellung wie oben, die Zehen aufstellen. Dann Bauch und Beckenboden gut anspannen und die Knie ein klein wenig (etwa 10 cm) anheben, dabei langsam und so lange wie möglich ausatmen.
Anschließend die Knie gelöst absetzen und den Atem einströmen lassen.

Variation 1
Wie vorher, aber wenn die Knie leicht angehoben sind, mit diesen ein klein wenig auf und ab wippen.
Währenddessen die Beckenbodenspannung anheben.

Variation 2
② Die Knie ganz hoch anheben, bis die Beine fast durchgestreckt, jedoch nicht überstreckt sind, sodass der ganze Körper einen »Tunnel« bildet.
Achten Sie darauf, dass sich der Kopf zwischen den Oberarmen befindet; der Hinterkopf darf auf den Händen ruhen. Atmen Sie in dieser »Umkehrstellung« zuerst ganz normal ein und aus und spüren Sie die Entlastung des Unterleibs und des Beckenbodens. Dann die Knie senken und nachspüren.
Anschließend beim Ausatmen die Knie wieder anheben, den Beckenboden kräftig anspannen und die Spannung so lange halten, bis Sie vollkommen ausgeatmet haben. Danach die Knie wieder absetzen und den Atem gelöst einströmen lassen.

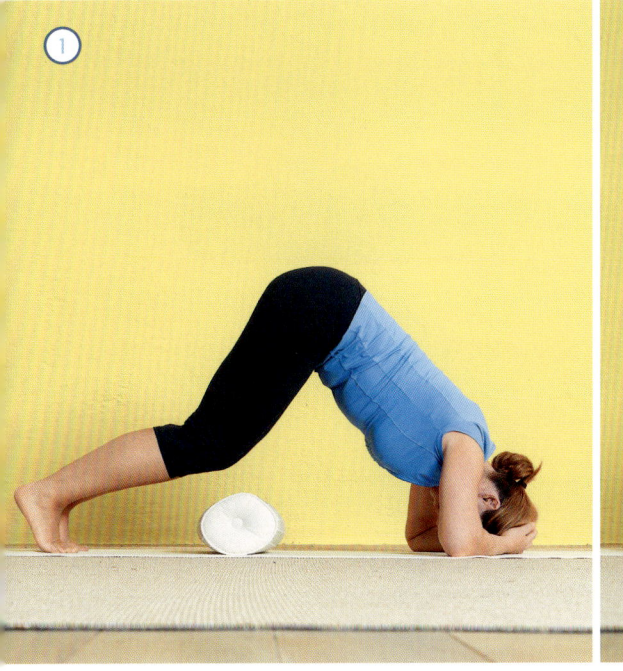
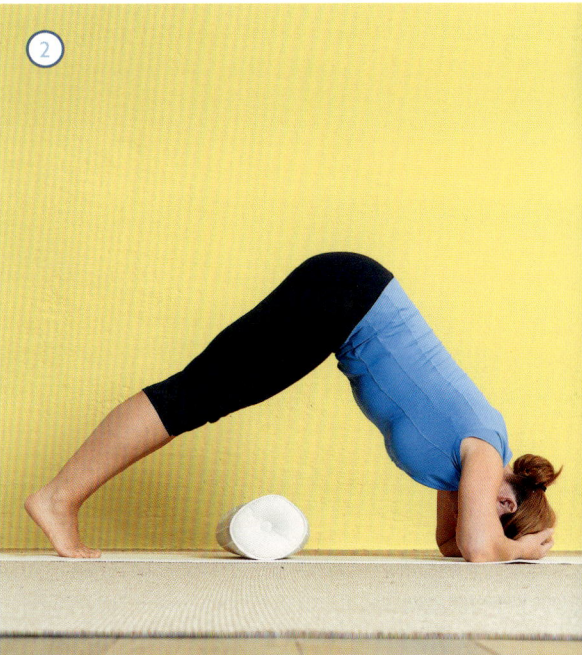

4. Übung: Aufzugübung

Eine sehr angenehme Ausgangsstellung für Rücken und Beckenboden (auch bei Kreuzschmerzen und Gebärmuttervorfall sehr hilfreich):

① Legen Sie sich entweder über einen Stuhl, auf den Sie weiche Decken oder Kissen gelegt haben, oder über einen Sitzball, sodass das Becken auf dem vorderen Teil des Stuhls oder Sitzballs ruht. Mit den Unterarmen stützen Sie

sich auf dem Boden ab. Den Hinterkopf wieder bequem in den Händen ruhen lassen.
Die Unterschenkel heben Sie entweder senkrecht hoch (wobei kein Hohlkreuz entstehen sollte, deshalb die Bauchmuskeln anspannen) oder legen Sie auf einem Stuhl, der hinter dem Ball bzw. dem ersten Stuhl steht, ab. Jetzt führen Sie wieder die Aufzugübung durch: Beckenboden anspannen und Stockwerk für Stockwerk in sich hineinsaugen. Danach in einer bequemen Stellung entspannen.

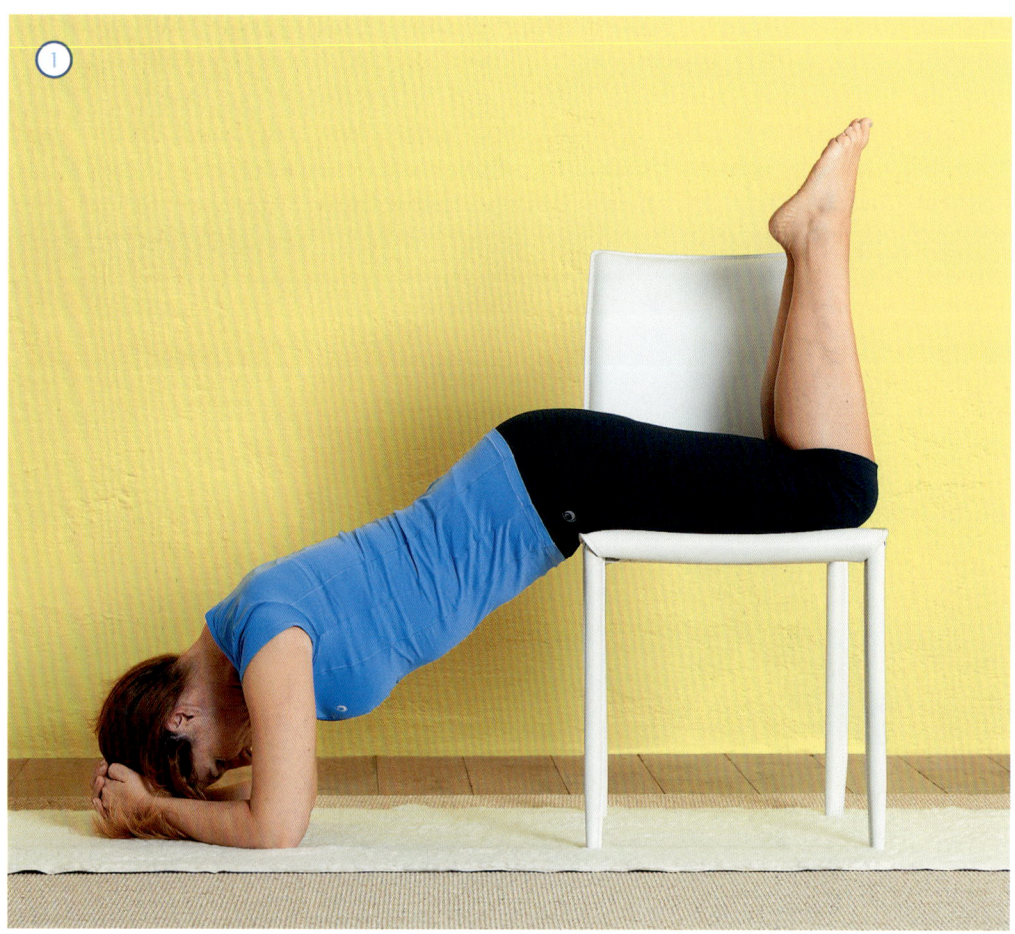

5. Übung: Aufzugübung

② Sie sitzen auf einem Stuhl oder Sitzball und wiederholen die Aufzugübung aus der schwierigeren Stellung des Sitzens heraus. Achten Sie dabei wieder auf eine aufrechte Haltung. Während Sie bei der vorherigen Übung mit der Schwerkraft arbeiten konnten, müssen Sie jetzt gegen die Schwerkraft anspannen. Versuchen Sie den Beckenboden so hoch wie möglich in sich hineinzuziehen. Stellen Sie sich vor, ihn

Stockwerk für Stockwerk oder Stufe für Stufe hoch zu saugen, indem Sie dabei den Atem ganz natürlich fließen lassen. Halten Sie zuerst zwei Stockwerke durch, später sogar vier. Versuchen Sie beim Einatmen die Spannung zu halten.

Variation
Beim besonders langen Ausatmen durch die Lippenbremse die Spannung lange halten, beim Einatmen entspannen.

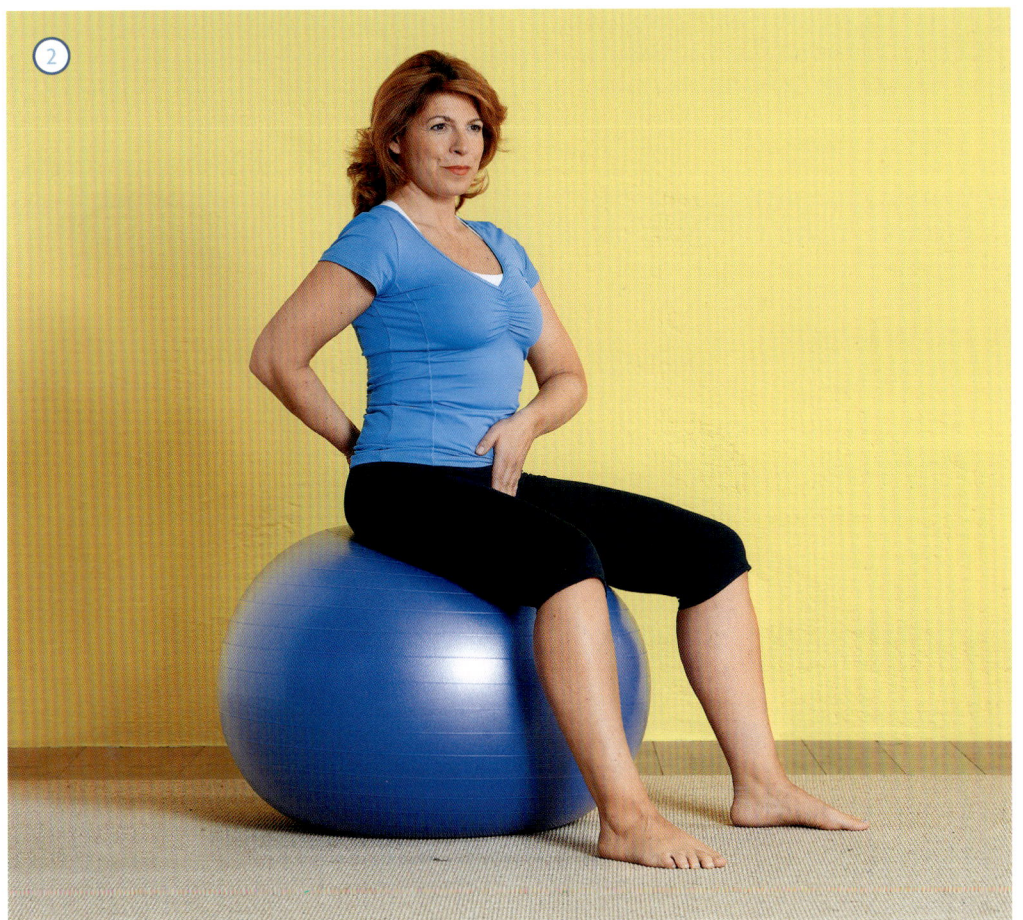

6. Übung

Diese Übung erfordert nun schon etwas Koordination. Auch im Alltag sollten wir uns auf die Beckenbodenanspannung konzentrieren können, auch wenn wir gerade etwas anderes zu erledigen haben.

① Auf einem Stuhl sitzend zunächst den Beckenboden vorziehen, zusammenschnüren und tief nach innen saugen. Diese Spannung halten, während Sie die Arme abwechselnd an der rechten und linken Körperseite zurück schwingen. Den Atem locker mitschwingen lassen. Wie viele Schwünge können Sie die Spannung halten?

② Wie oben, jedoch die Wirbelsäule »mitschwingen« lassen: Immer wenn die Arme an der Körperseite vorbeischwingen, die Wirbelsäule runden, beim Vor- oder Rückschwingen der Arme wieder strecken.

7. Übung

③ Setzen Sie sich aufrecht auf das vordere Drittel eines Stuhls. Erspüren Sie Ihre Sitzbeinknochen auf dem Stuhl. Der Rücken ist gerade und der Hinterkopf befindet sich auf einer Linie mit dem Rücken. Legen Sie einen großen Noppenball (oder einen anderen Ball) zwischen die Knie und legen Sie die Hände bequem auf den Oberschenkeln ab. Konzentrieren Sie sich auf die Beckenbodenmuskeln zwischen den Sitzbeinknochen und zwischen Steiß- und Schambein. Drücken Sie dann beim Ausatmen den Ball mit den Knien etwas zusammen und span-

nen Sie gleichzeitig die Beckenbodenmuskeln an und ziehen sie in sich hinein. Achten Sie darauf, dass Sie die Schultern nicht hochziehen und dass Sie auch im Gesicht entspannt bleiben. Danach die Spannung wieder lösen und gelöst einatmen.

Variation 1
Gleiche Übung wie vorher, jedoch dabei mit den Handballen auf die Oberschenkel drücken. Dadurch werden auch die Schultern bewusst nach unten gedrückt. Gleichzeitig den Ball mit den Knien zusammendrücken und den Beckenboden kräftig anspannen und nach oben ziehen. Der Rücken wird dabei gerade gehalten, der Hinterkopf schiebt eher nach oben in Richtung Decke und das Steißbein in Ihrer Vorstellung nach vorne in Richtung Schambein. Danach die Spannung lösen, gelöst nachspüren und ruhig atmen. Auch während der Anspannungsphase bewusst weiteratmen.

Variation 2
④ Wie vorher, jedoch den Oberkörper vorbeugen und die Ellenbogen bequem auf den Knien ablegen. Der Rücken ist dabei bis zum Hinterkopf gerade und mit diesem in einer Linie. Drücken Sie in dieser rückenfreundlichen Haltung beide Ellenbogen auf die Knie (die Schultern werden dabei mit nach unten gezogen), dann den Ball zusammendrücken sowie den Beckenboden kräftig anspannen und nach innen oben ziehen.
Die Spannung so lange wie möglich halten, dann locker lassen. Beim Anspannen einfach weiteratmen oder langsam ausatmen. Probieren Sie aus, ob die Ausatmung die Beckenbodenspannung unterstützen kann.

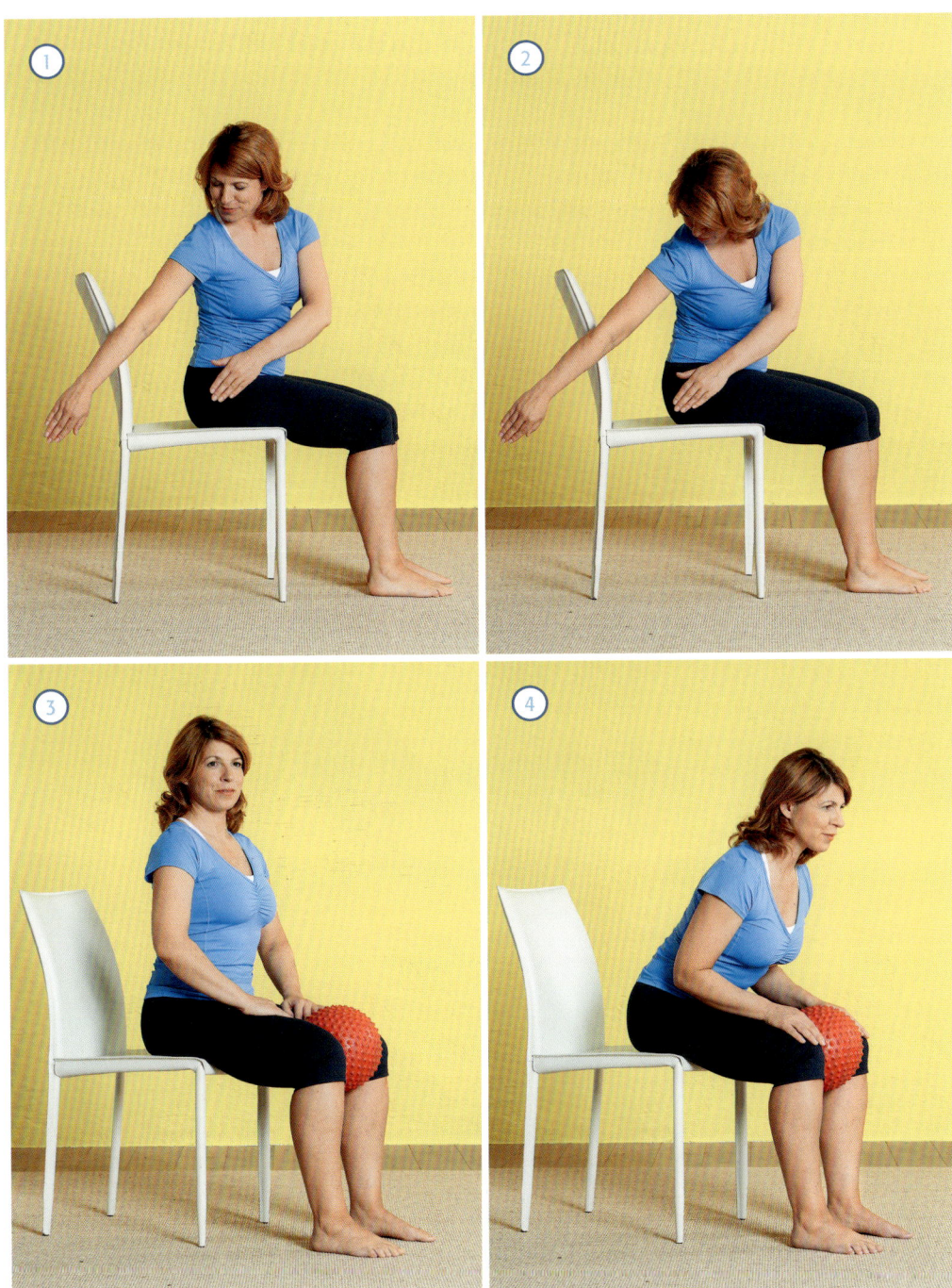

3. Übungsprogramm

Die meisten Übungen dieses Programms werden in der Rückenlage ausgeführt. Auf einer Gymnastikmatte liegen Sie besonders bequem. Zur Unterlagerung benötigen Sie eine Decke oder einen Sitzkeil, für die letzte Übung einen Stuhl, besser noch einen Sitzball.

1. Übung

Sie befinden sich in der Rückenlage, beide Beine sind angestellt. Der Rücken liegt gut auf. Schaukeln Sie das Becken zuerst sanft vor und

zurück; einmal wird das Kreuz ein wenig hohl, dann wieder runder.

① Ziehen Sie dann kurz und immer wieder im Wechsel die oberflächliche hintere und vordere After- bzw. Scheidenmuskulatur an. Spüren Sie, dass Sie die vordere Muskulatur besser anspannen können, wenn Sie ein leichtes Hohlkreuz machen, die hintere Muskulatur, wenn das Kreuz eher nach unten gedrückt wird? Das Becken bleibt in leichter Hohlkreuzposition. Versuchen Sie, die Muskulatur um Harnröhre und Scheide einige Male hintereinander kurz anzuklicken.

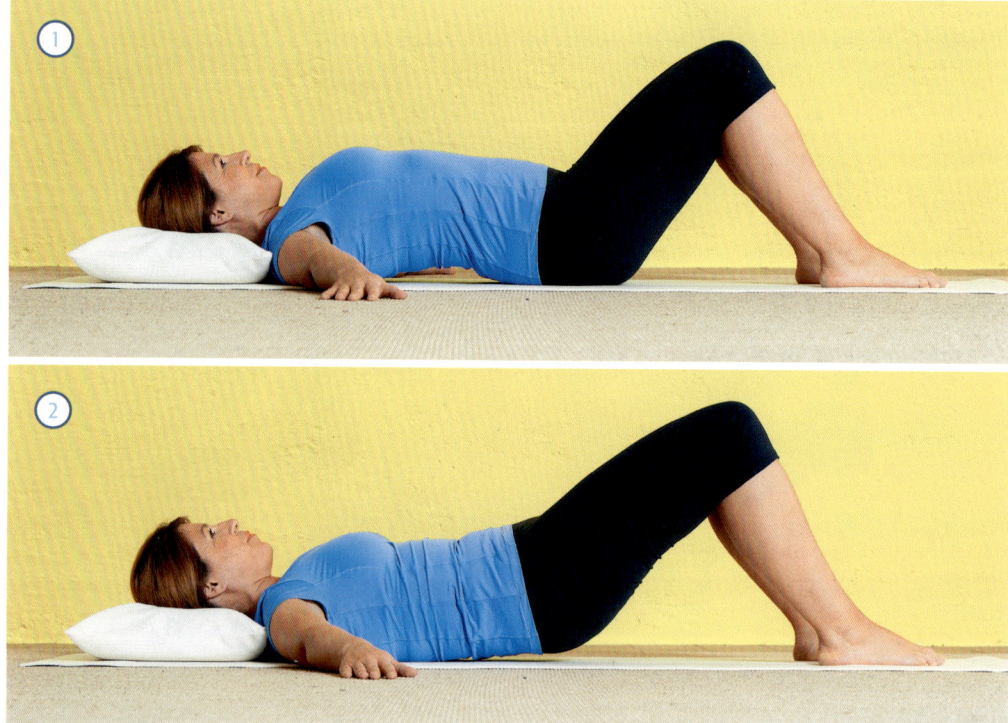

② Spannen Sie wie oben die Beckenbodenmuskeln an und drücken Sie gleichzeitig das
Kreuz kräftig nach unten gegen den Boden.
Dadurch werden besonders auch die tiefen
Bauchmuskeln aktiviert. Die Spannung möglichst lange halten, weiteratmen, dann loslassen,
doppelt so lange entspannen und nachspüren.

Nachdem Sie gelernt haben, die Beckenbodenmuskeln zu lokalisieren und diese auch ziel-
sicher anspannen können (sie nicht mit anderen Muskeln verwechseln), können jetzt die
Beckenbodenübungen durch das zusätzliche
Anspannen der Bauch- und manchmal Gesäßmuskeln unterstützt und ihre Wirksamkeit
erhöht werden.

2. Übung

③ Atmen Sie ein, spannen Sie dann ausatmend die Beckenbodenmuskeln an, indem
Sie sie nach innen saugen; außerdem das
Steißbein nach vorne in Richtung Schambein
ziehen. Drücken Sie dabei das Kreuz kräftig
gegen den Boden und spüren Sie, wie dabei
auch die tiefen Bauchmuskeln aktiviert werden.
Die Spannung so lange halten, wie Sie ausatmen können. Oder: 2–4 Atemzüge lang die
Spannung halten, danach doppelt so lange
entspannen.

④ Wie vorher, jedoch zusätzlich die Hände
überkreuzen und den Kopf leicht anheben.

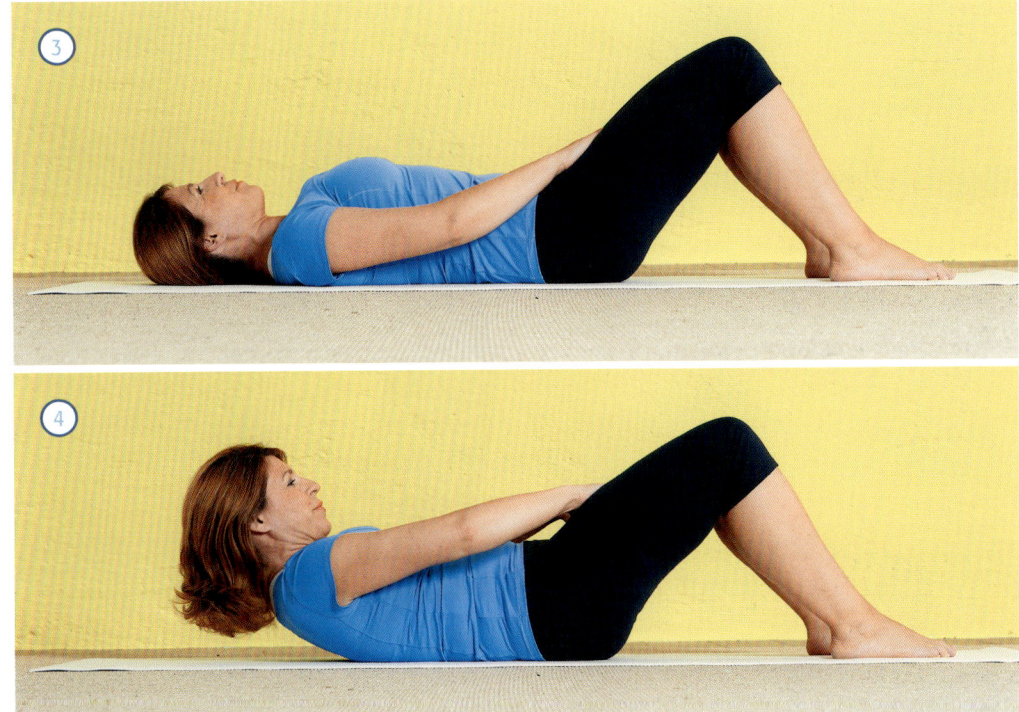

3. Übung

Ausgangsstellung wie oben:

① Rückenlage mit angestellten Beinen. Das Becken kann mit einem zusammengerollten Handtuch unterlagert werden. Dann die Knie zum Bauch ziehen, sodass zwischen Ober- und Unterschenkel ein rechter Winkel entsteht. Die Knie sind etwa hüftbreit geöffnet. Jetzt beide Hände an die Innenseiten der Knie legen und beim Ausatmen mit den Knien kräftig gegen die Hände drücken und gleichzeitig die Beckenbodenmuskeln gut anspannen. Dann entspannt einatmen, die Füße wieder absetzen und die Arme ablegen.

Variation

Die Hände überkreuzen und an die Innenseite der Knie legen. Beim Anspannen außerdem den Kopf anheben.

4. Übung

② Rückenlage mit angestellten Beinen. Atmen Sie bewusst zum Beckenboden und Bauch hin ein – beim Einatmen darf ein leichtes Hohlkreuz entstehen.
Beim langsamen Ausatmen das Kreuz nach unten drücken, die Beckenboden-, Bauch- und Gesäßmuskulatur kräftig anspannen. Die Beckenbodenmuskeln wie den Boden einer Schüssel nach oben saugen.
Die Spannung so lange halten; wie Sie ausatmen können. Dann von Neuem beginnen.

Variation

③ Die gleiche Übung mit durch eine Decke oder einen Sitzkeil unterlagertem Becken durchführen.
Erspüren Sie den Unterschied zwischen »normal« abgelegtem und unterlagertem Becken.

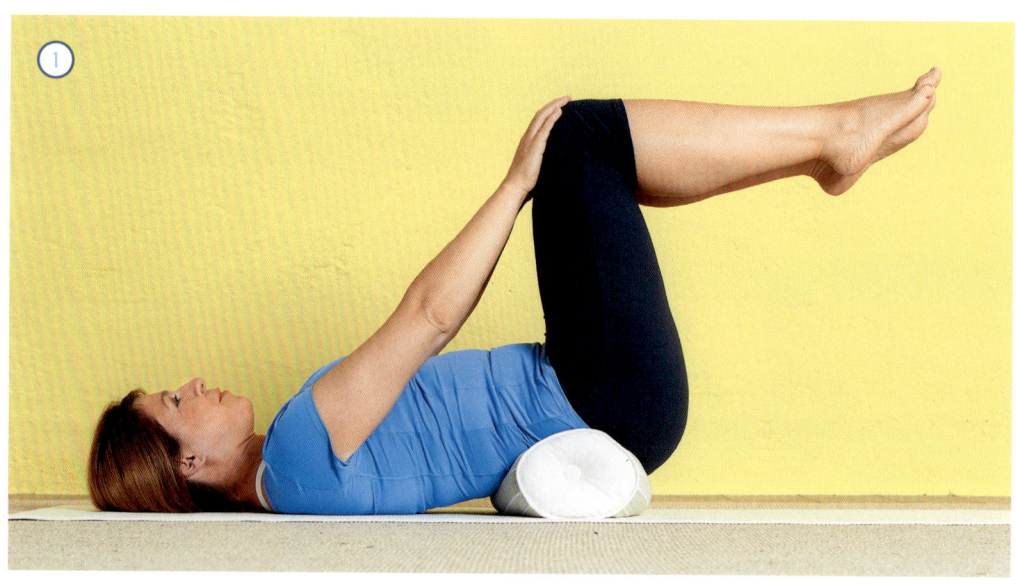

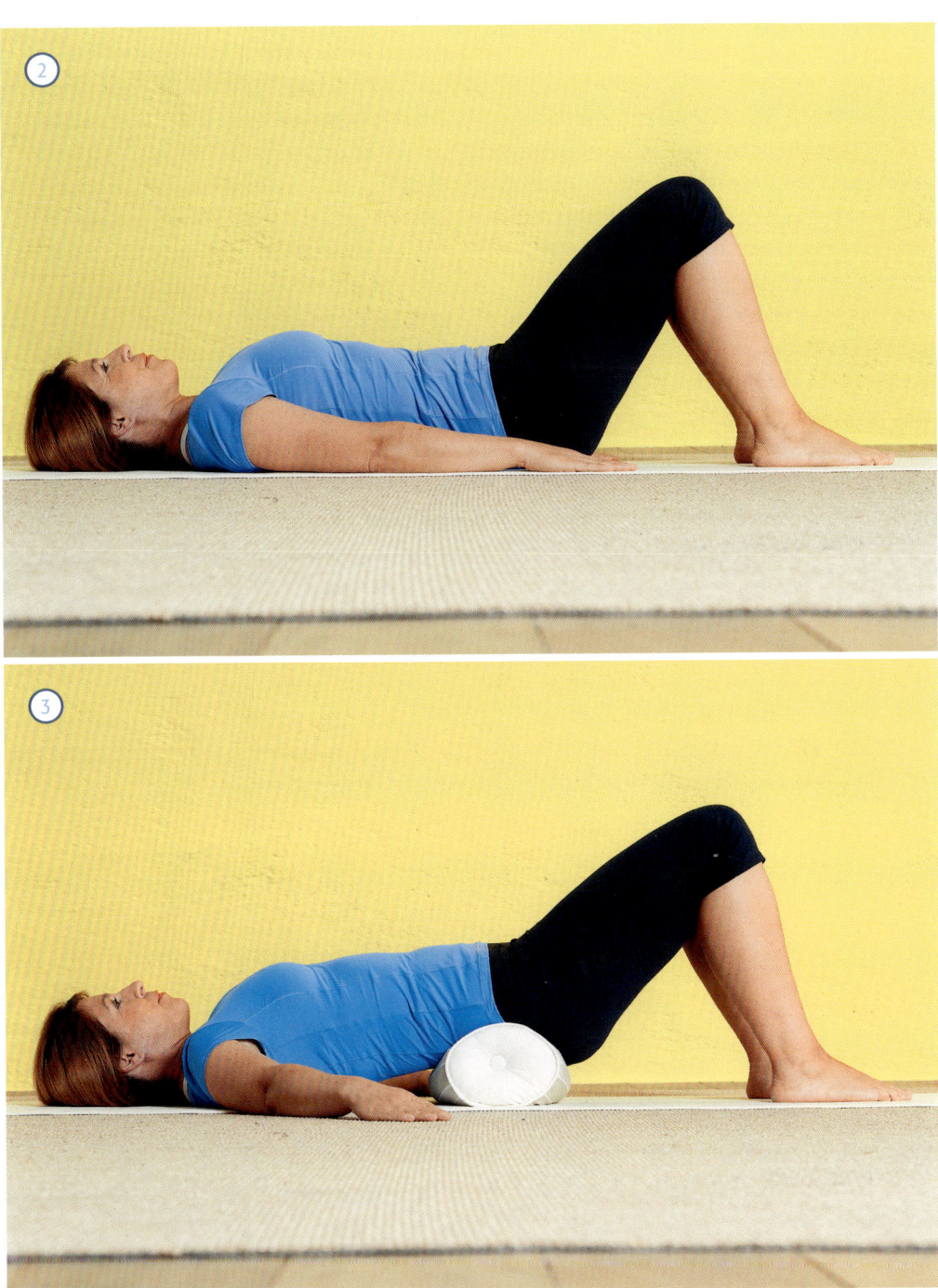

5. Übung

Diese Übung ist eine sehr hilfreiche Wahrnehmungsübung für den gesamten Beckenbereich.
Außerdem löst sie starke An- bzw. Verspannungen. Wenn wir sehr viel Ärger hinunterschlucken
und den Atem anhalten, verursachen wir dadurch oft ein verkrampftes Zwerchfell bzw.
einen verspannten Beckenbereich – übrigens
auch ein häufiger Grund von Libidoverlust bei
Frauen. Sie haben dann innerlich »zugemacht«
und müssen erst wieder lernen, sich zu öffnen,
loszulassen. Verspannen kann sich durchaus
auch ein schwacher Muskel.

① In der Rückenlage, beide Beine aufgestellt:
Stellen Sie sich unter Ihrem Becken ein Zifferblatt mit den Ziffern 3, 6, 9, 12 vor. Wiegen
Sie Ihr Becken locker und gelöst zwischen der
12 und der 6 vor und zurück. Das Gewicht ruht
dabei einmal im Steißbeinbereich (leichtes
Hohlkreuz), einmal im oberen Lendenwirbelbereich (Lendenwirbelsäule berührt Boden).

Wiegen Sie Ihr Becken nun zwischen der 3 und
der 9 hin und her. Nehmen Sie wahr, wie das
Gewicht dabei von einer Gesäßhälfte zur anderen wechselt. Nun versuchen Sie mit Ihrem
Becken, jede Stunde »anzutippen«. Spüren Sie
jede minimale Gewichtsverlagerung, aber bleiben Sie dabei gelöst; auch der Atem soll ruhig
und fließend strömen; vermeiden Sie Pressatmung. Wechseln Sie zwischendurch auch die
Richtung der Beckenbewegung.

Variation

② Die letzte Übung können Sie auch sehr gut
auf einem Sitzball oder einfach auf einem Stuhl
ausführen. Ideal als Sitzunterlage geeignet ist
auch ein luftgepolstertes Ballkissen, das man als
flexible Unterlage auf einen Stuhl legt. Aber
auch ohne Sitzunterlage können Sie die Übung
gut ausführen. Den Atem dabei ganz natürlich
kommen und gehen lassen.
Sie können die Übung auch im Vierfüßlerstand
ausprobieren. Der Entspannungseffekt wird mit
der Zeit immer intensiver.

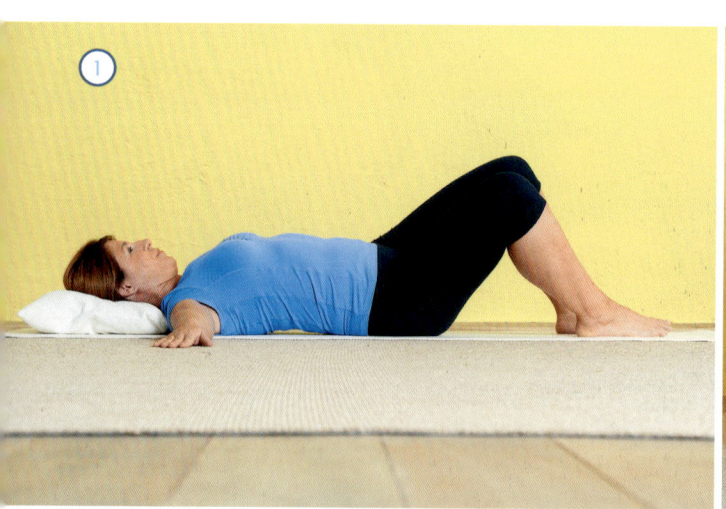

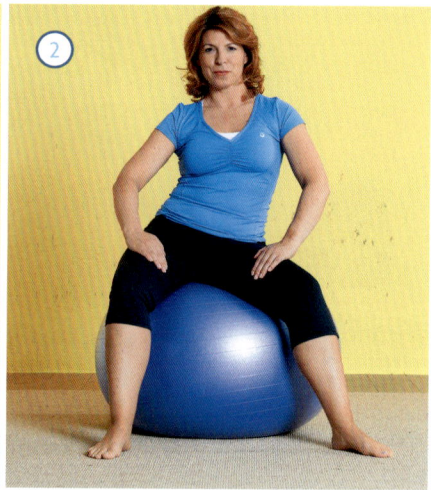

4. Übungsprogramm

Sie brauchen einige Kissen, eine Decke oder einen weichen Ball (z. B. Pilates- oder großer Noppenball). Für die 4. Übung eignet sich am besten ein großer Noppenball, der gleichzeitig eine angenehm massierende Wirkung hat.

1. Übung

Diese Übung ist für den Beckenboden sehr wirkungsvoll und sollte nicht nur in diesem Übungsprogramm, sondern immer mal wieder ausgeführt werden. Sie unterstützt auch die Lendenwirbelsäule.

Ⓘ In der Rückenlage die Fußgelenke überkreuzen. Die Arme entweder locker neben dem Körper ablegen oder hinter dem Kopf verschränken. Die Außenseite der Füße kräftig gegeneinander drücken, während Sie langsam ausatmen. Spü-

ren Sie, wie dabei auch der Gesäßmuskel aktiviert wird? Spannen Sie ihn bewusst noch mehr an. Besonders die Kräftigung des Afterschließmuskels ist in dieser Stellung besonders gut möglich und wahrnehmbar. Die Spannung so lange anhalten, wie Sie ausatmen können. Dann gelöst einatmen. Danach ziehen Sie ein Knie nach dem anderen zum Bauch. Pressen Sie die Knie nicht zusammen, sondern lassen Sie sie locker hüftbreit auseinander ruhen. Spüren Sie die Dehnung im Gesäß- und Lendenbereich? Atmen Sie dabei gelöst zum Beckenboden hin ein und aus. Bei der Wiederholung die Füße andersherum überkreuzen.

Wie vorher, jedoch versuchen Sie dieses Mal nur den inneren Afterschließmuskel anzuspannen. Dabei die Lende gegen den Boden drücken. Stellen Sie sich vor, wie Sie das Steißbein zwischen den Beinen nach vorne ziehen.

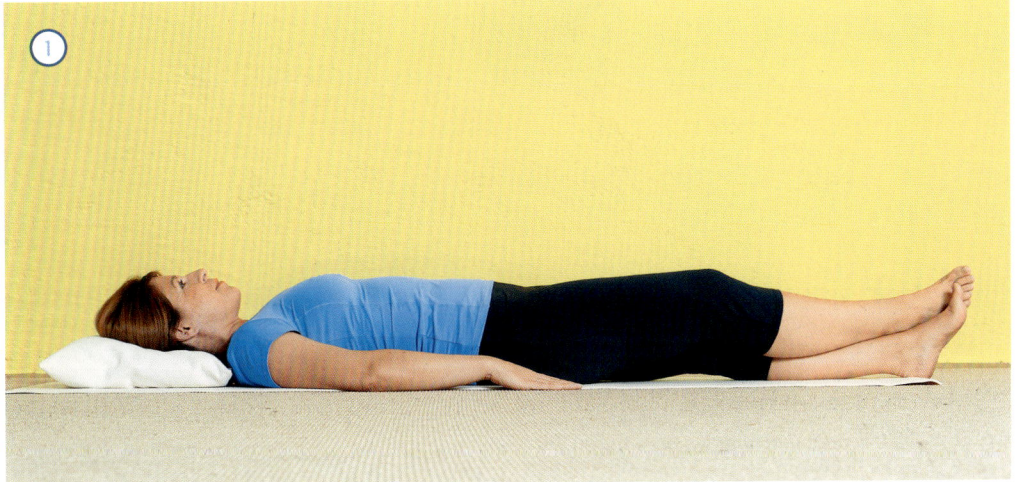

① Wenn Sie schon etwas geübter sind, halten Sie die Anspannung in dieser Position 2 bis 3 Atemzüge lang aus, setzen dann die Füße auf und ziehen anschließend die Knie nacheinander zum Bauch, sodass die untere Rückseite gedehnt werden kann.

Variation für besonders Geübte

② Nehmen Sie die gleiche Körperstellung ein wie zuvor beschrieben. Versuchen Sie nun jedoch, die Fußkanten gegeneinanderzupressen, dann zuerst die Beckenbodenmuskeln anspannen, zusammenschnüren und in den Körper hineinziehen. Dann auch die Gesäßmuskeln und Beckenbodenmuskeln anspannen und das Becken vom Boden anheben. das Gesäß und die Beckenbodenmuskeln anzuspannen und dann das Becken vom Boden abzuheben. Nach dieser nicht ganz einfachen Übung können Sie sich entspannt zurücklegen und ein Knie nach dem anderen zum Bauch ziehen. Die dadurch ausgelöste Dehnung im Kreuzbereich wahrnehmen und so lange wirken lassen, wie es Ihnen gut tut. Dabei wieder gelöst zum Beckenboden hin ein- und ausatmen und die Entspannung auch in diesem Muskel bewusst spüren.

Diese sehr intensive und empfehlenswerte Übung wirkt auch ganz besonders auf den hinteren Beckenbodenmuskel.

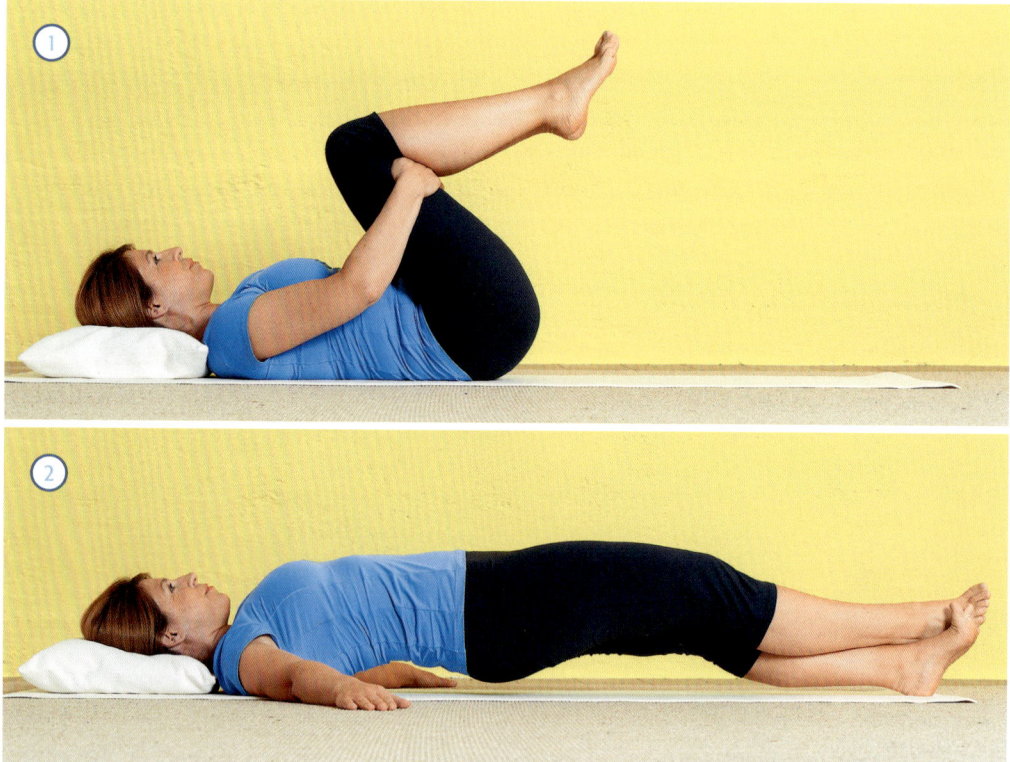

2. Übung

Rückenlage mit gestreckten Beinen. Sie können die Arme wiederum entweder gelöst neben dem Körper ablegen oder die Hände hinter dem Kopf verschränken. Das dehnt dann zusätzlich den Brustkorb. Probieren Sie beide Stellungen aus – bei der zweiten drücken Sie die Ellenbogen ruhig etwas nach unten, das verstärkt die oftmals angebrachte Brustkorbdehnung.

③ Ziehen Sie die Fußspitzen hoch. Die rechte Ferse weit nach vorne wegschieben, dabei ausatmen. Danach das Bein gelöst zurückgleiten lassen. Seitenwechsel. Anschließend die rechte

Beckenhälfte in Richtung Rippen hochziehen, dabei ausatmen. Dann wieder zurückgleiten lassen und das gleiche mit der anderen Beckenseite wiederholen. Nach einigen Wiederholungen nachspüren. Wie fühlt sich ihr gesamter Beckenbereich nach dieser Übung an?

Wie vorher, jedoch beim Hochziehen einer Beckenhälfte bewusst die Lende nach unten drücken und die Beckenbodenmuskeln (nur diese, nicht die großen Gesäßmuskeln!) anspannen und in den Körper hineinziehen.

④ Wie vorher, Sie heben aber Ihren Kopf leicht mit an.

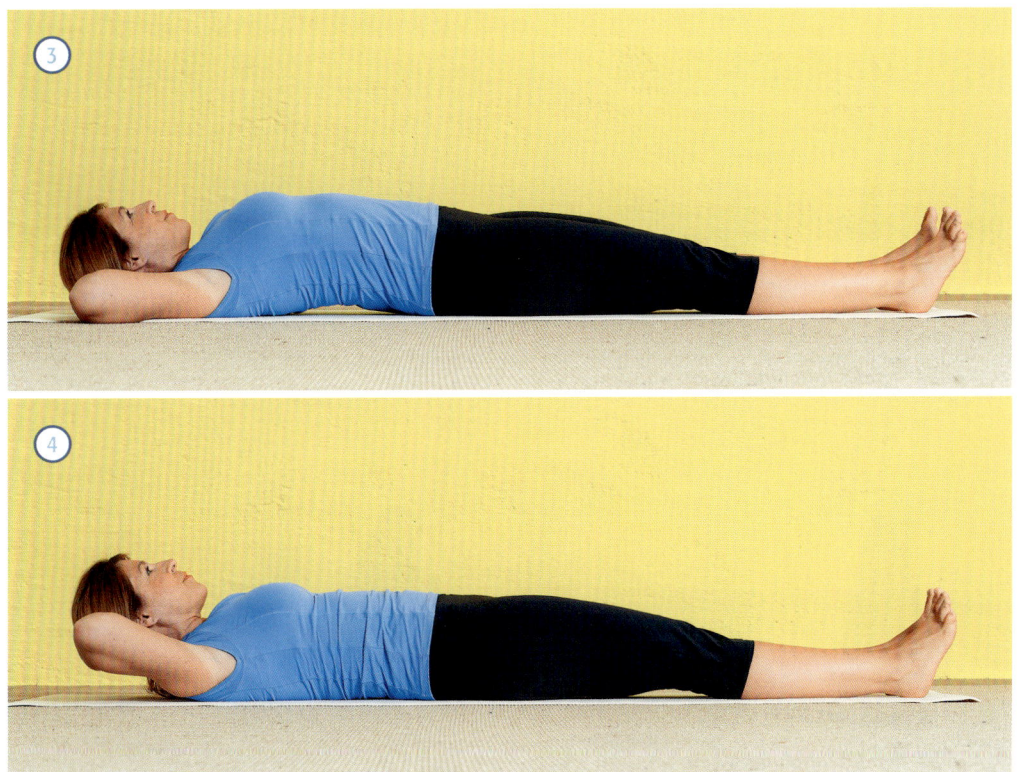

3. Übung

① Zur Entspannung und Lockerung heben Sie die Beine an und strecken sie möglichst senkrecht nach oben. Die Beine müssen nicht ganz durchgestreckt sein. Dann die Beine in kleinen Schüttelbewegungen auslockern. Dazwischen ab und zu abstellen, dann wiederholen.

4. Übung

Jetzt benötigen Sie einen festen Ball oder eine fest zusammengerollte Decke. Legen Sie sich mit dem Gesäß nah vor eine Wand, sodass Sie die Beine daran nach oben strecken können. Legen Sie den Ball, ein Kissen oder eine zusammengelegte Decke (oder auch zwei) unter Ihr Becken.

② Lassen Sie die Fersen etwa hüftbreit auseinander an der Wand ruhen, die Knie sind dabei nicht überstreckt. Nehmen Sie sich Zeit,

die angenehme Stellung zu genießen. Beckenboden und Kreuz sind in dieser Lage völlig entlastet. Die Bronchien werden gut durchblutet. Jetzt überkreuzen Sie die Fußgelenke, atmen langsam aus und drücken die Fußaußenkanten kräftig gegeneinander. Gleichzeitig die Gesäß- und Beckenbodenmuskeln anspannen und nach innen ziehen. Der Bauch wird ganz flach. Danach entspannen und die Fersen wieder hüftbreit abstützen.

Gegengleich üben. Für Geübte: Versuchen Sie in dieser Position nur die Beckenbodenmuskeln, ohne die Gesäßmuskeln, anzuspannen. Anschließend entspannen und nachspüren.

5. Übung

Auch eine sehr angenehme Entspannungslage bzw. Entlastungsstellung für den Beckenboden: Legen Sie sich bäuchlings über 2 bis 3 Kissen oder eine zusammengerollte Decke. Der Kopf ruht dabei auf den Händen.

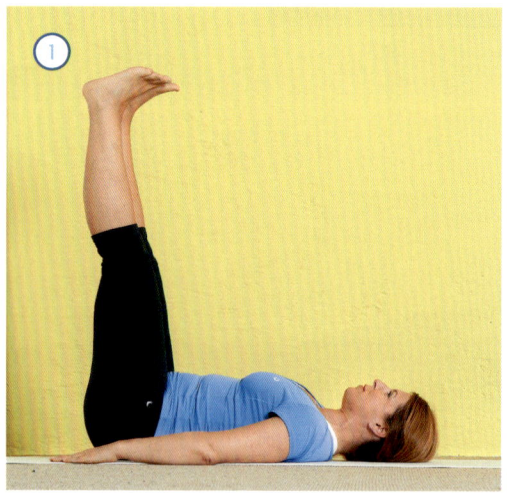

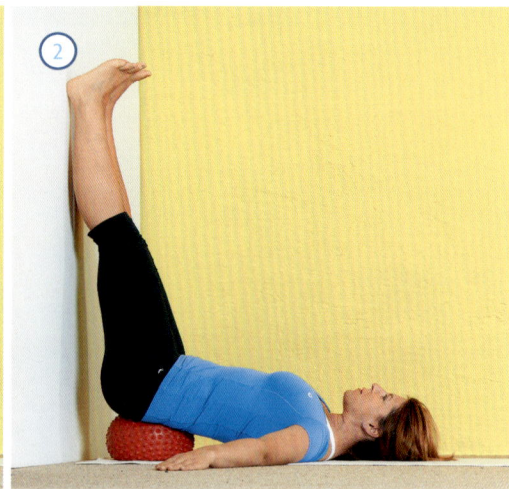

5. Übungsprogramm

Für folgende Übungen benötigen Sie diese Geräte bzw. Einrichtungsgegenstände: zwei Stühle, einen Hocker oder Sitzball, einen Holzstab (beispielsweise einen Besenstiel) und nach Bedarf eine Decke oder mehrere Kissen.

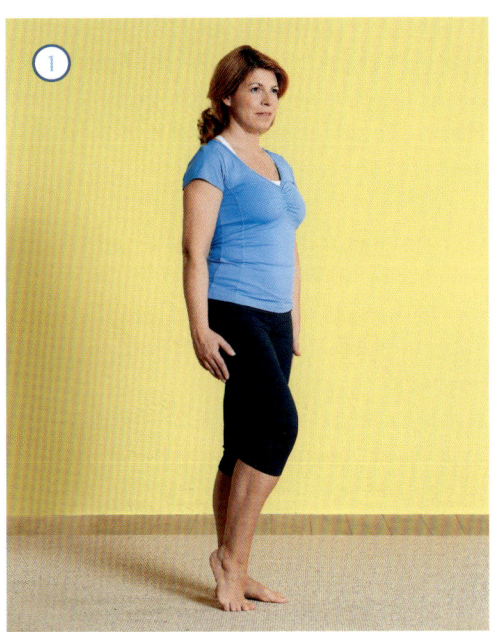

1. Übung

① Federn Sie im Stand auf der Stelle, abwechselnd mit dem rechten und linken Fuß 4-mal. Drücken Sie dabei jeweils einen Fuß kräftig hoch auf die Zehenspitze.
Bei dieser Bewegung spannen Sie jedesmal die Beckenbodenmuskeln ein bisschen mehr an und saugen sie nach innen oben. Versuchen Sie auch, die Beckenbodenspannung 6 bis 8 Fußfederungen lang auszuhalten. Oder gelingt es Ihnen noch länger? Dabei den Atem gelöst fließen lassen und am besten langsam durch den Mund ausatmen und durch die Nase einatmen.

Gehen Sie so lange federnd durch das Zimmer, wie Sie die Beckenbodenspannung halten können. Dann jedesmal kurz stehen bleiben, entspannen, tief ein- und ausatmen.

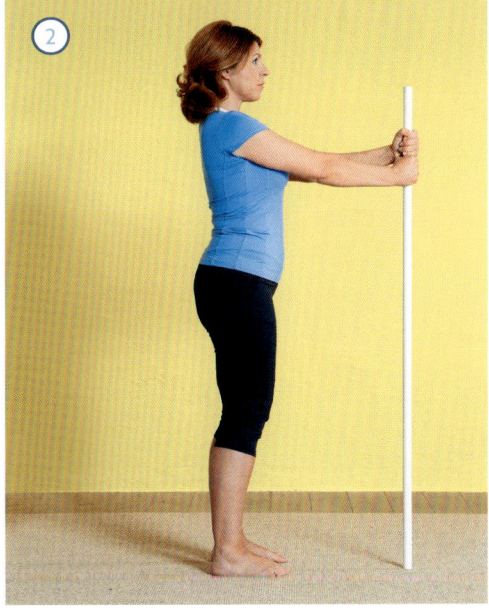

2. Übung

② Für diese Übung benötigen Sie den Holzstab bzw. den Besenstiel. Stellen Sie diesen senkrecht vor sich und halten Sie ihn mit gestreckten Armen etwa in Schulterhöhe fest. Die Knie beugen, jedoch den Rücken dabei gerade lassen.

① Spannen Sie die Beckenbodenmuskeln kräftig an, saugen Sie sie nach oben und stellen Sie sich auf die Zehenballen. Die Spannung möglichst lange halten, dabei entweder ausatmen oder gelöst weiteratmen. Dann die Fußsohlen wieder locker aufsetzen und die Beine strecken. Erholen Sie sich einen Moment und beginnen Sie dann von Neuem.

② Wie vorher; wenn die Knie gebeugt sind, ziehen Sie jetzt die rechte Beckenhälfte und die rechte Ferse hoch; gleichzeitig die Beckenbodenmuskeln anspannen und hochziehen. Etwa 6 bis 10 Sekunden halten, dann lockerlassen. Gegengleich üben. Beim Anspannen weiteratmen oder noch besser ausatmen. Die Länge der Anspannung kann noch gesteigert

werden. Wie vorher, diesmal in der Endstellung jedoch abwechselnd den rechten und linken Fuß einige Male leicht anheben und die Spannung 6 bis 10 Sekunden halten. Die Übung kann aber auch fließend im schnellen Wechsel durchgeführt werden.

③ Und nun wiederholen Sie diese Übungen, indem Sie sich nicht auf die Zehen stellen, sondern auf die Fersen. Die Zehenspitzen werden dabei vorne hochgezogen.

3. Übung

Nun haben Sie eine Atempause verdient und Ihr Beckenboden eine Entlastungsstellung.

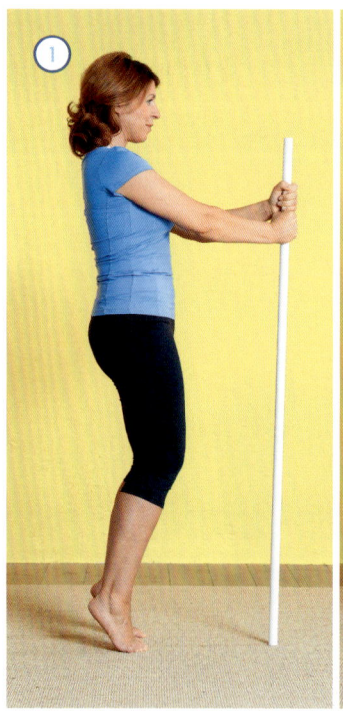 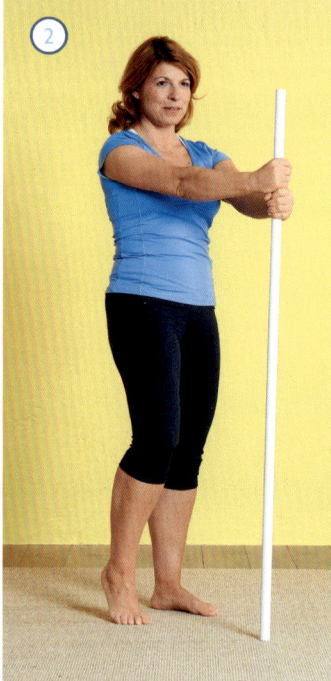 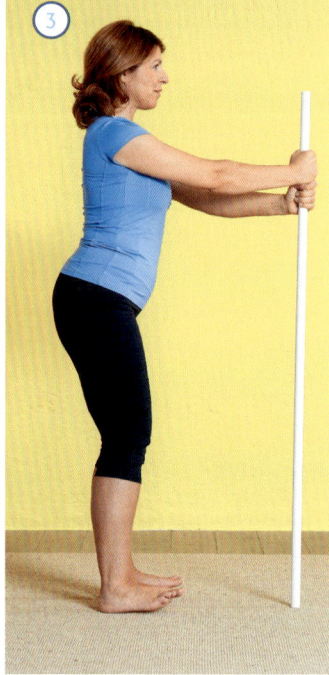

④ Legen Sie sich über einen Sitzball oder zwei Stühle. Das Becken sollte etwa mit der Vorderkante abschließen. Legen Sie ein Kissen unter. Die Arme hängen vorne schwer nach unten, der Kopf kann auf den Händen ruhen. Genießen Sie zuerst diese Entspannungshaltung. Aus dieser Stellung heraus können Sie folgende Kräftigungsübung machen: Spannen Sie Beckenboden-, Bauch- und Gesäßmuskulatur an und versuchen Sie, das Schambein oder die unterste Rippe vorne hochzuziehen. Atmen Sie dabei aus und halten Sie so lange die Spannung, wie Sie ausatmen können; dann loslassen und wieder einatmen.

⑤ Wenn Sie auf einem Sitzball liegen, können Sie folgende Übung anhängen: Stützen Sie sich vor dem Ball mit den Händen ab. Dann rollen Sie mit den Knien den Sitzball bis zu den abstützenden Händen nach vorne. Den Kopf dabei etwas zum Ball heranziehen. Spüren Sie zunächst nur die Entlastung im Lenden- und Beckenbereich und atmen Sie dorthin bewusst ein und aus. Dann spannen Sie die Beckenbodenmuskeln an und saugen sie in sich hinein, sodass eine Höhlung im Bauchbereich entsteht.

⑥ Danach die Spannung loslassen und mit den Knien zurückrollen, bis der Ball wieder unter den Oberschenkeln liegt. Sie können jetzt die Beine wie ein Brett anspannen und auf dem Ball leicht auf und ab hüpfen. Dann ganz zurückrollen, entspannen und tief durchatmen.

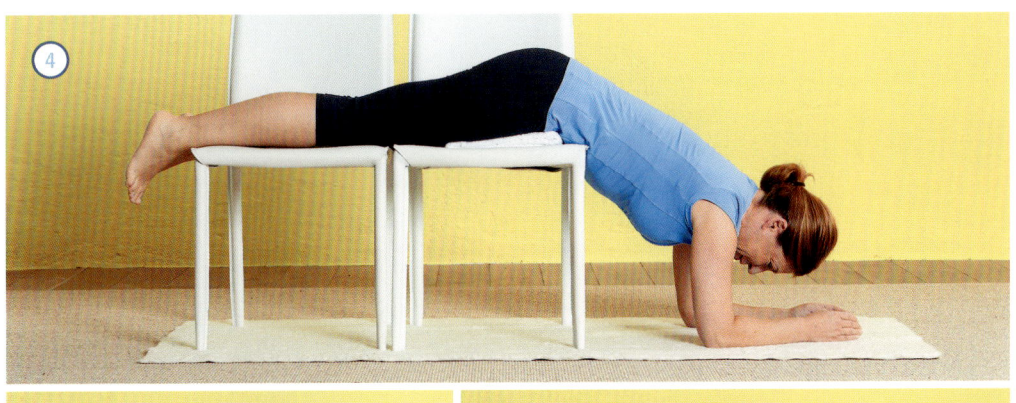

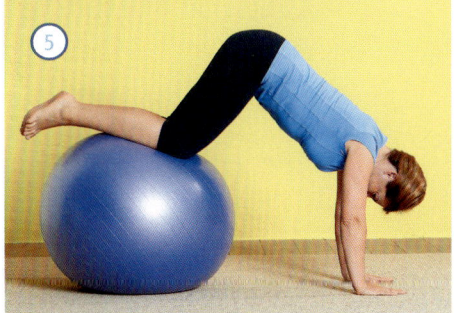

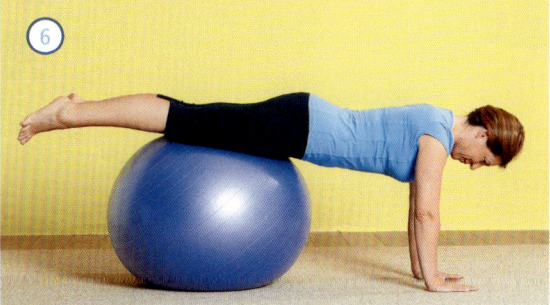

4. Übung

Legen Sie sich bäuchlings auf einen Stuhl, besser noch auf zwei Stühle, die hintereinander stehen. Halten Sie sich vorne an den Stuhlbeinen fest. Dann heben Sie ein Bein an, sodass der Unterschenkel senkrecht nach oben zeigt. Drücken Sie jetzt die Fußsohle in Richtung Zimmerdecke und spannen Sie bewusst die Beckenboden- und Gesäßmuskeln dabei an. Halten Sie die Spannung mindestens 10 Sekunden; dann das Bein wieder gelöst senken. Im Wechsel mit dem anderen Bein üben. Falls die Stuhlkante im Beckenbereich drückt, eine Decke oder ein Kissen unterlegen.

① Die gleiche Übung wie vorher, aber beide Unterschenkel gleichzeitig nach oben drücken. Kein Hohlkreuz machen, die Muskeln gut anspannen.

Die gleichen Übungen können Sie natürlich auch auf dem Sitzball turnen, indem Sie bäuchlings auf ihm liegen und vorne die Hände, hinten die Zehen aufstützen. Die Knie sind dabei etwas über dem Boden.

5. Übung

Suchen Sie eine besonders entspannende Entlastungshaltung auf und entspannen Sie sich so lange wie Sie wollen:

② Entweder legen Sie sich bäuchlings über den Sitzball, über einen Stuhl, auf dem weiche Kissen liegen, oder über einen auf dem Boden aufgetürmten Kissenberg. Der Kissenberg oder auch eine große zusammengerollte Decke sollte unter dem Becken liegen. Ein Hohlkreuz wird so ausgeglichen.

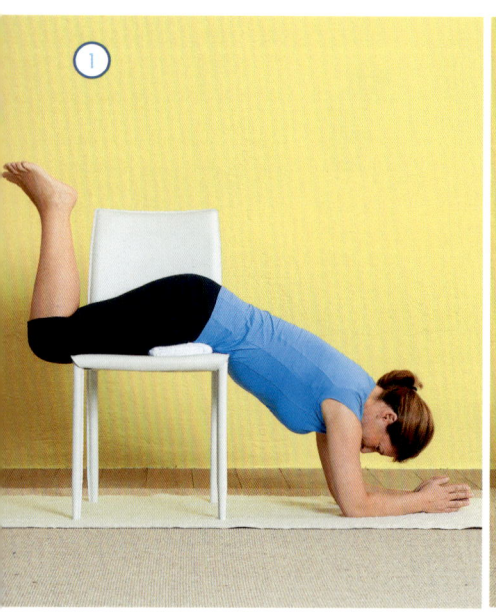

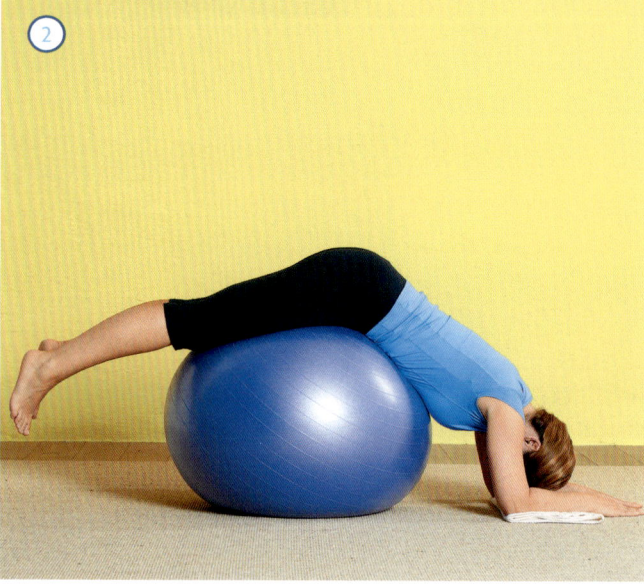

6. Übungsprogramm

Für dieses Programm benötigen Sie vier Tennisbälle, zur Hochlagerung der Beine einen Stuhl
oder Hocker oder einen Sitzball.

1. Übung

① Gestreckte Rückenlage: Ziehen Sie die Fußspitzen hoch und heben Sie den Kopf und die
Arme leicht an. Den Handrücken jeweils zum
Unterarm ziehen und die Handflächen nach
vorne ausrichten. Stellen Sie sich vor, die Wand
vor Ihnen mit den Händen wegdrücken zu wollen. Gleichzeitig spannen Sie dabei ausatmend
die Beckenbodenmuskeln an und ziehen diese
in den Körper hinein. Der tiefe Bauchmuskel
spannt sich automatisch mit den Beckenboden-

muskeln an. Dann zurücklegen, einatmen und
kurz entspannen.

② Wie vorher, aber diesmal mit leicht angestellten Beinen. Drücken Sie dabei zuerst die Fersen
mit einer leichten Tendenz nach vorne in den
Boden (Fersenschub).

③ Wie vorher: Zuerst beide Fersen in den
Boden drücken und den Beckenboden anspannen. Gleichzeitig die Handgelenke anwinkeln
und leicht über dem Boden kräftig nach vorne
schieben. Dann das rechte Knie zum Bauch
ziehen, sodass Unter- und Oberschenkel einen
rechten Winkel bilden. Die Zehenspitzen zeigen
dabei nach oben. Danach das Bein wieder
abstellen. Gegengleich üben.

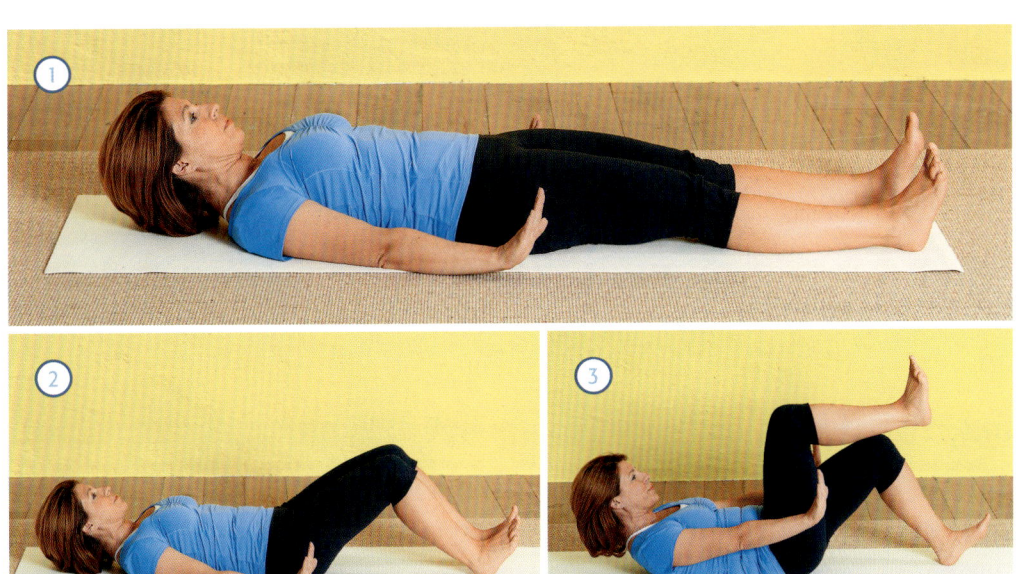

2. Übung

① In gestreckter Rückenlage beide Arme locker neben den Körper legen, wobei die Hand-flächen nach oben zeigen. Die Zehenspitzen anziehen, während Sie das Kreuz nach unten drücken.

Atmen Sie langsam durch den Mund aus, während Sie die Beckenboden- und Bauchmus-keln anspannen, den Kopf leicht anheben und gleichzeitig den linken Arm gegen den Boden drücken sowie die rechte Beckenhälfte zu den Rippen hochziehen. Während der Ausatmung die Spannung halten, dann gelöst zurücklegen und einatmen. Mit der anderen Seite üben.

② Wie vorher. Während der rechte Arm nach unten drückt, legen Sie die linke Hand auf die linke Schulter und ziehen mit dem linken Ellen-bogen in Richtung zur linken Hüfte.

③ Die gleiche Übung, aber mit leicht angezo-genen Beinen und Druck der Fersen nach vorne unten.

3. Übung

Nach den anstrengenden Kräftigungsübungen folgt nun eine Wahrnehmungsübung, die blockierte Energieströme im Beckenbereich

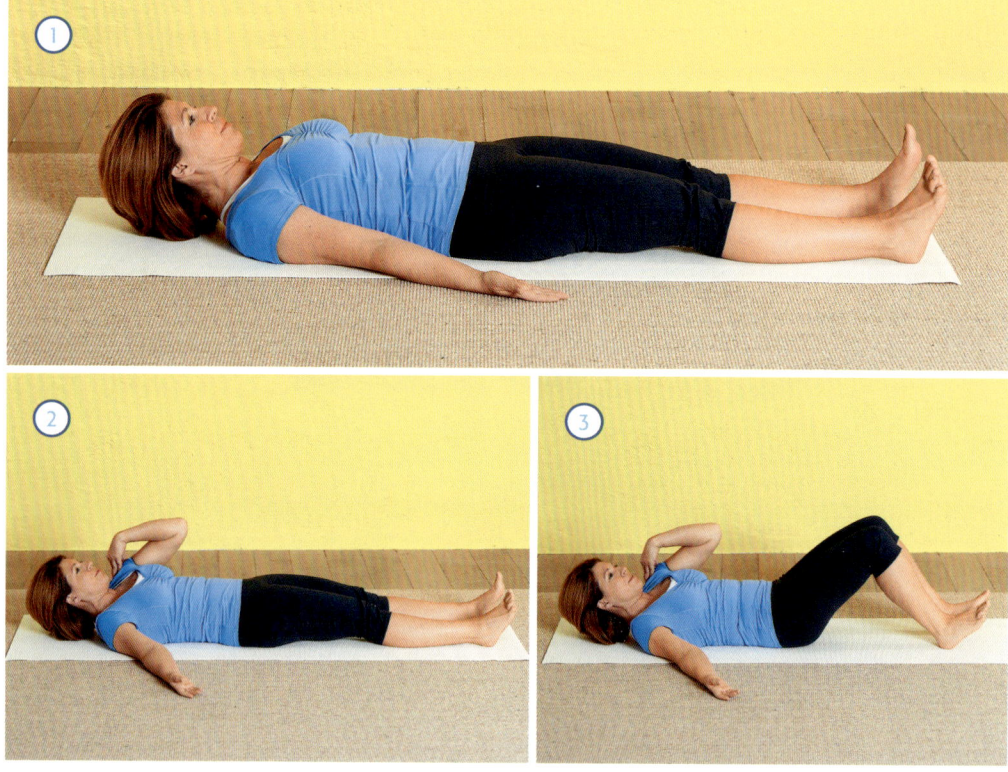

wieder zum Fließen bringt. Sie wirkt ausgleichend und beruhigt die Psyche. Sie sollten dabei bewusst in sich hinein horchen und Ihren Körper aufmerksam erspüren.

④ Legen Sie sich mit angestellten Beinen auf den Boden und platzieren Sie zwei Tennisbälle rechts und links neben die Wirbelsäule, und zwar tief unten beim Steißbein. Erspüren Sie die Auflagepunkte der Bälle? Wie fühlen sie sich an? Geben Sie Ihr Gewicht durch die Tennisbälle auf den Boden ab. Lassen Sie Ihr Becken ganz schwer sein. Lassen Sie einfach los und geben Sie die ganze Spannung ab. Nehmen Sie sich Zeit und lassen Sie den Atem fließen. Dann

setzen Sie die Tennisbälle ein wenig höher, etwa um 1 Zentimeter, und spüren wieder nach. Dann wieder etwas höher – so lange, bis Sie am Oberrand des Beckenknochens angekommen sind. Danach legen Sie die Tennisbälle weg, lassen den Rücken auf der Unterlage ruhen und spüren der Übung nach. Wie fühlt sich jetzt der Becken- und Kreuzbereich an? Ist nicht alles leichter geworden? Spüren Sie, wie der Bereich durchfluteter, durchströmter ist? Auch bei Kreuzverspannungen tut diese Übung gut!

⑤ Machen Sie die gleiche Übung mit hochgelagerten Unterschenkeln auf einem Hocker oder dem Sitzball.

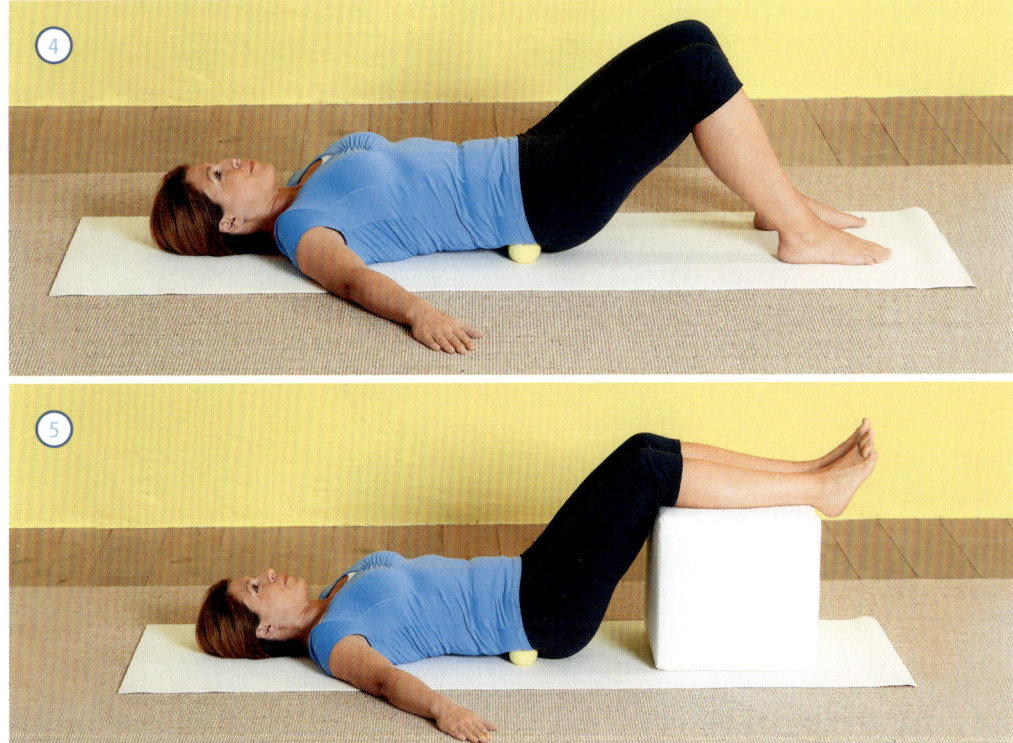

4. Übung

① In der Rückenlage mit angestellten Beinen oder hochgelagerten Unterschenkeln legen Sie vier Tennisbälle unter Ihr Kreuzbein, je zwei auf einer Seite neben der Wirbelsäule. Lassen Sie Ihr Gewicht darauf ruhen.

Atmen Sie ein und spüren Sie, wie der Bauch sich dabei ausdehnt. Dann langsam auf »sch« ausatmen und dabei die Beckenboden- und Bauchmuskeln anspannen. Ziehen Sie währenddessen das Schambein vorne etwas hoch – dabei verlieren Sie den Kontakt zu den untersten Bällen. Die Spannung so lange halten, wie Sie ausatmen können. Dann gelöst einatmen und das gesamte Kreuz wieder ablegen, sodass wieder Kontakt zu allen vier Tennisbällen besteht. Etwa 4-mal wiederholen.

② Nach dem Einatmen die Beckenboden- und Bauchmuskeln wieder anspannen und das Steißbein vorne nach unten drücken. Dabei entsteht ein leichtes Hohlkreuz und Sie verlieren den Kontakt zu den oberen Tennisbällen. Etwa 4-mal wiederholen, dann der Übung nachspüren.

5. Übung

Sie liegen mit aufgestellten Beinen auf dem Rücken, vier Tennisbälle unter Ihrem Kreuzbein oder neben dem unteren Lendenwirbelbereich. Rollen Sie nun mit dem Becken ein wenig hin und her. Konzentrieren Sie sich auf das Gefühl im Becken- und Lendenbereich und die Massage des oft sehr verspannten Lendenmuskels.

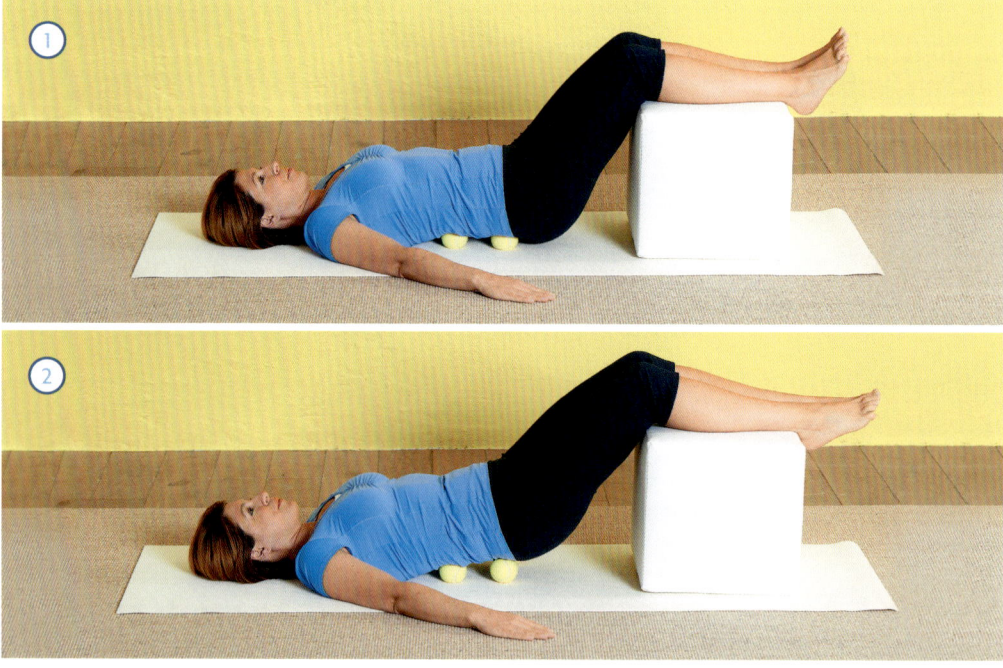

7. Übungsprogramm

In diesem Übungsprogramm wird als Hilfsmittel ein Ball benutzt. Am besten ist ein großer Noppenball geeignet. Der Vorteil des großen Noppenballs ist, dass er das Gewicht gut aushält und nebenbei einen angenehm massierenden Effekt hat. Falls Ihnen kein solcher Ball zur Verfügung steht, können Sie die Übungen auch mit einem anderen Ball oder ganz ohne ausführen. Daneben benötigen Sie noch einen Stuhl.

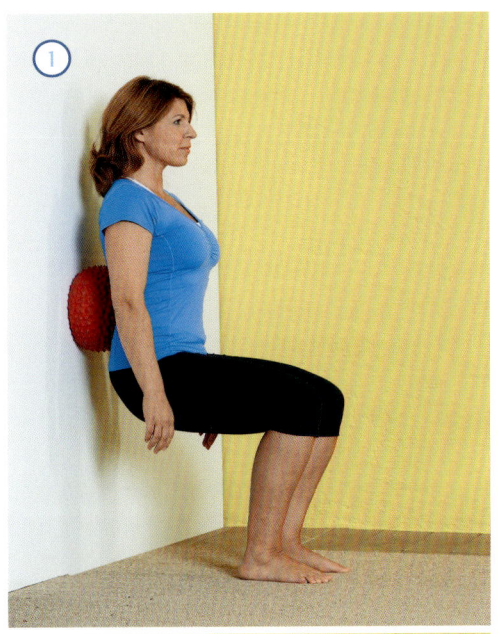

1. Übung

Bevor Sie mit der ersten Kräftigungsübung beginnen, massieren Sie Ihren Rücken und den Beckenbereich mit dem Ball:

① Stellen Sie sich eine Fußlänge vor eine Wand, legen Sie den Ball zwischen Wand und Rücken (oder zwei Tennisbälle rechts und links der Lendenwirbel), beugen und strecken Sie die Knie und massieren Sie dadurch den Rücken. Danach den Ball zwischen Wand und Becken legen. Massieren Sie Ihren Beckenbereich, indem Sie ihn gegen den Ball drücken und mit dem Becken Kreise ausführen: mal größere, mal kleinere, mal links herum, mal rechts herum. Die Knie sind dabei etwas gebeugt.

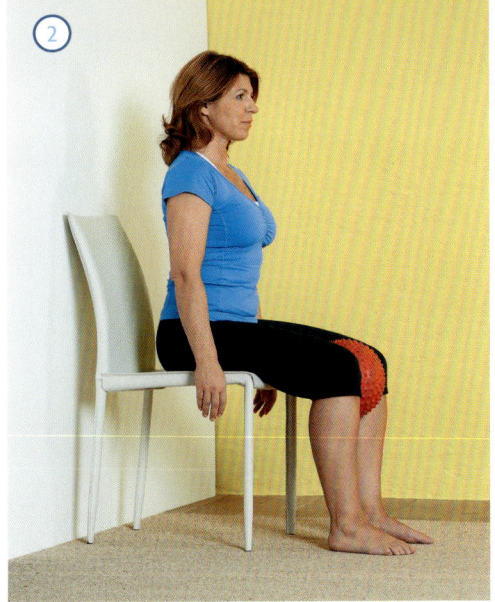

2. Übung

② Setzen Sie sich auf einen Stuhl und klemmen Sie sich den Ball zwischen die Knie. Dann mit den Beinen versuchen, den Ball kräftig zusammenzudrücken; ausatmend dabei die Beckenboden- und Bauchmuskeln anspannen. Stellen Sie sich vor, das Steißbein nach vorne und das Schambein nach oben in Richtung Nabel zu ziehen. Die Spannung so lange halten, wie Sie ausatmen können, oder 2–4 Atemzüge lang während der Anspannungsphase weiteratmen. Dann entspannen und nachspüren.

3. Übung

① Sie führen die gleiche Übung aus, jedoch auf einem Hocker vor einer Wand. Dabei drücken Sie beide Arme nach hinten gegen die Wand. Drücken Sie den Ball mit den Knien zusammen und spannen Sie den Beckenboden

so kräftig wie möglich an. Ziehen Sie ihn so fest Sie können nach innen oben. Gleichzeitig darauf achten, dass Sie aufrecht sitzen, und zur Unterstützung des Rückenmuskels drücken Sie noch beide Hände nach hinten gegen die Wand. Diese Übung ist nicht nur ausgezeichnet für die Beckenbodenmuskulatur, sondern für die gesamte Haltung.

② Die Hände mit den Handwurzelknochen auf die Oberschenkel oberhalb der Knie aufsetzen und dagegen drücken – den Kopf gerade halten. Dadurch wird auch der Schultergürtel gut stabilisiert und die Schultern werden bewusst nach unten gezogen. Den Beckenboden und die tiefen Bauchmuskeln anspannen wie oben.

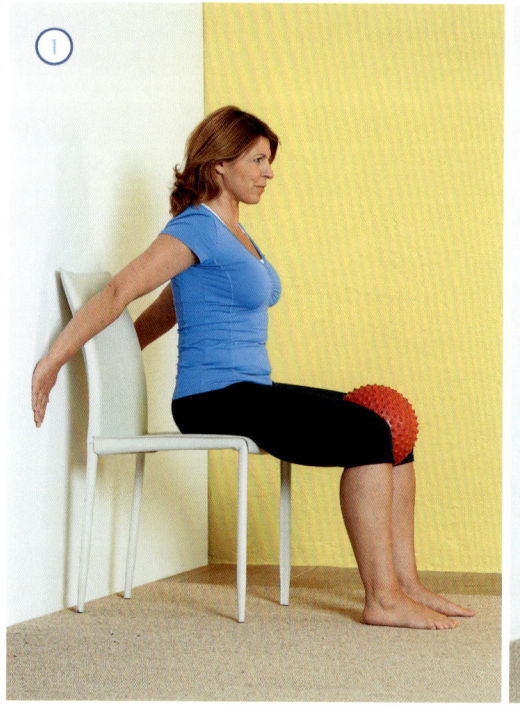
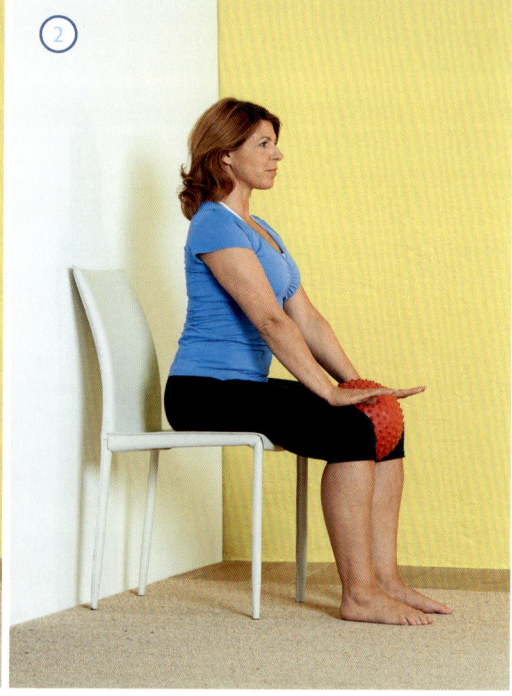

Führen Sie diese Übung auch ohne Ball aus und lassen Sie die Oberschenkelmuskeln entspannt.

4. Übung

③ Legen Sie den Ball auf den Boden und setzen Sie sich auf ihn (der große Noppenball hält das gut aus, aber auch ein Gymnastik-, Pilates- oder Fußball). Die Hände stützen hinten ab. Sie befinden sich dann in der umgekehrten Bankstellung.

Lassen Sie zuerst Ihr Becken mit dem Ball kreisen, verschieben Sie es vor und zurück oder zur Seite nach rechts und links und erspüren Sie die angenehme massierende, entspannende Wirkung.

④ Dann spannen Sie die Beckenboden-, Bauch- und Gesäßmuskeln kräftig an und heben das Becken ab. Die Spannung halten, dann gelöst zurücksitzen. Nach 4 bis 6 Wiederholungen erneut gelöst und entspannt auf dem Ball kreisen.

⑤ Wenn das Becken angehoben ist, zusätzlich das rechte Bein bis in die Waagerechte hochstrecken. Dabei die Spannung im Beckenbodenmuskel halten. Dann das Bein absetzen, sich auf den Ball zurücksetzen und einen Moment entspannt nachspüren und kreisen. Im Wechsel mit dem anderen Bein üben.

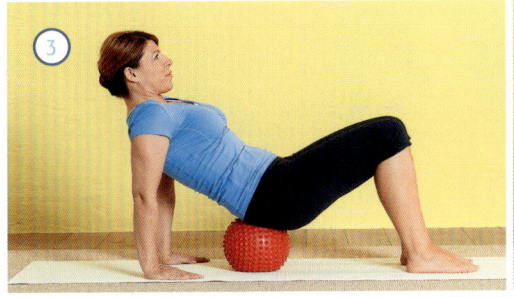

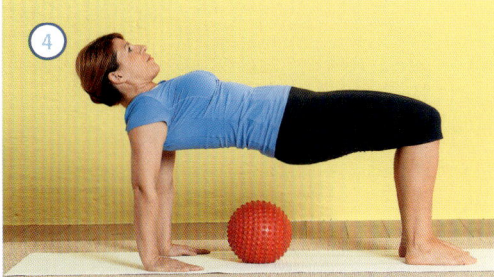

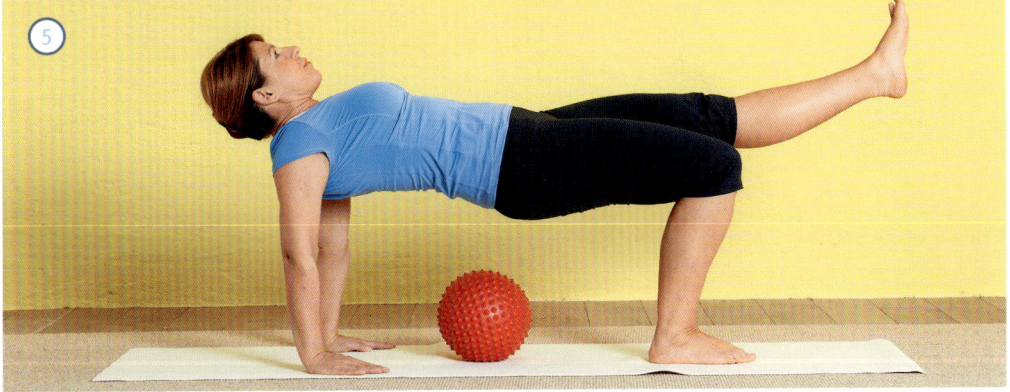

5. Übung

① Setzen Sie sich wieder auf den großen Noppenball oder einen anderen festen Ball und stützen Sie die Hände hinten auf. Die Füße stehen etwa hüftbreit auseinander. Sie drücken die Knie zusammen und spannen die Adduktoren mit den Beckenboden-, Bauch- und Gesäßmuskeln an. Die Spannung lange halten, dann entspannen – locker das Becken auf dem Ball kreisen lassen. Wiederholen, so oft Sie mögen.

6. Übung

② Die Ausgangsstellung ist die gleiche wie bei der 5. Übung, diesmal jedoch stellen Sie die Füße zusammen und lassen die Knie auseinander fallen. Erspüren Sie die Dehnung bewusst. Dann spannen Sie die Beckenboden- und Bauchmuskeln kräftig an und heben das Becken leicht ab. Die Spannung halten, dann locker zurücksetzen und das Becken über den Ball entspannt vor- und zurückrollen.

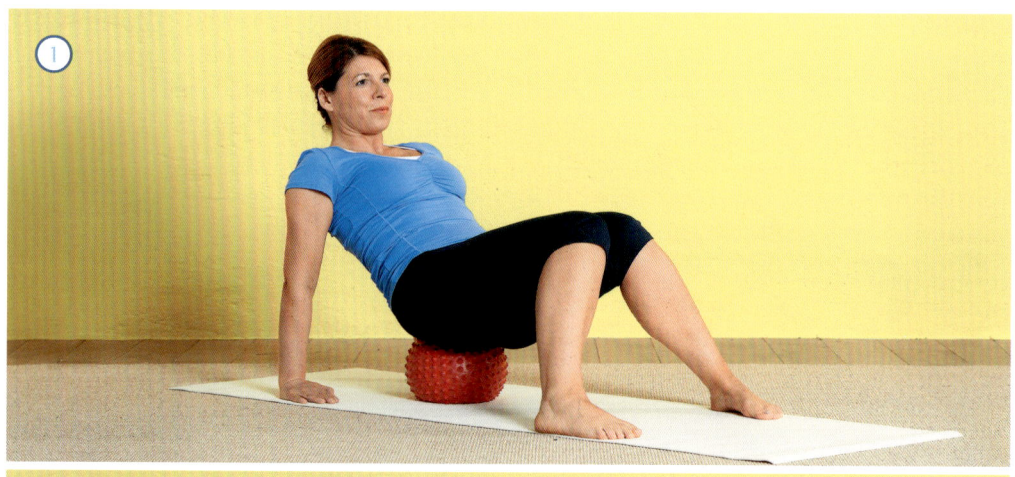

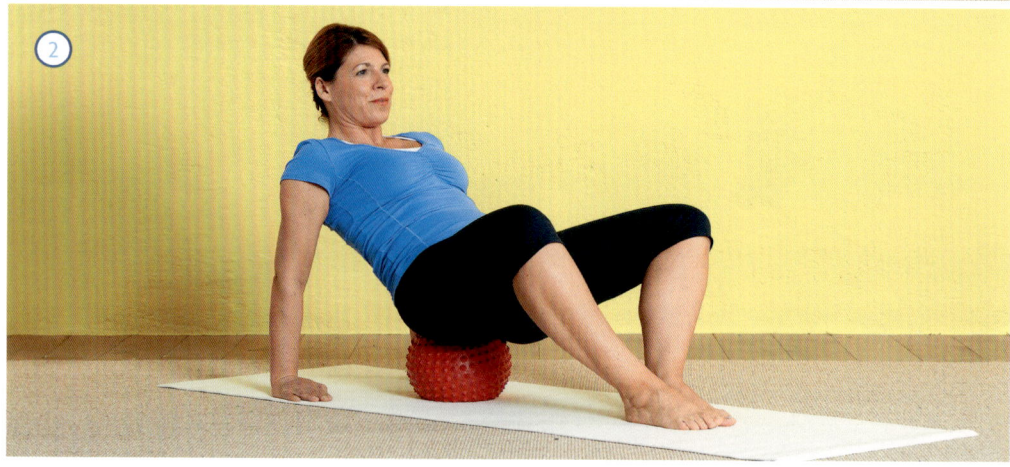

8. Übungsprogramm

Dieses Übungsprogramm umfasst ausschließlich Übungen mit dem Sitzball.
Er ist ein ideales Gymnastikgerät und besonders dann hilfreich, wenn es um Rücken- oder Beckenbodenübungen geht. Auch lädt er immer wieder zu rückenfreundlichem Sitzen ein. Schon allein das Auspendeln des Gleichgewichts stärkt dabei wichtige Haltemuskeln. Die auflockernde Wirkung, die das Hüpfen auf dem großen Gymnastikball bietet, kann kein anderes Sitzutensil in ähnlicher Weise bieten. Falls Ihnen kein Sitzball zur Verfügung steht, können Sie die eine oder andere Übung auch auf einem Hocker ausüben.

1. Übung

① Sie sitzen auf dem Ball – achten Sie unbedingt auf eine aufrechte Haltung. Beginnen Sie mit lockerem Hüpfen.
Spüren Sie die auflockernde Wirkung im Kreuz- und Beckenbereich? Lassen Sie auch die Schultern locker mithüpfen. Die Arme hängen dabei schwer nach unten.

Wie vorher, aber bei jedem zweiten Hüpfer, wenn das Gesäß leicht über dem Ball schwebt, spannen Sie die Beckenbodenmuskeln bewusst an und saugen sie nach innen. Intensivieren Sie den Trainingseffekt, indem Sie später bei jedem Hüpfer Ihre Muskulatur ausspannen.

Beginnen Sie, wie oben beschrieben, mit lockerem Hüpfen auf dem Sitzball. Versuchen Sie

nun jedoch, beim Hüpfen die »Absprunghöhe« des Gesäßes etwas zu variieren.

Diese Übung verlangt schon ein sehr gutes Wahrnehmungsempfinden für den Beckenboden und sie sollte erst dann ausgeführt werden, wenn dieses schon etwas aufgebaut ist. Dann aber ist sie sehr zu empfehlen.

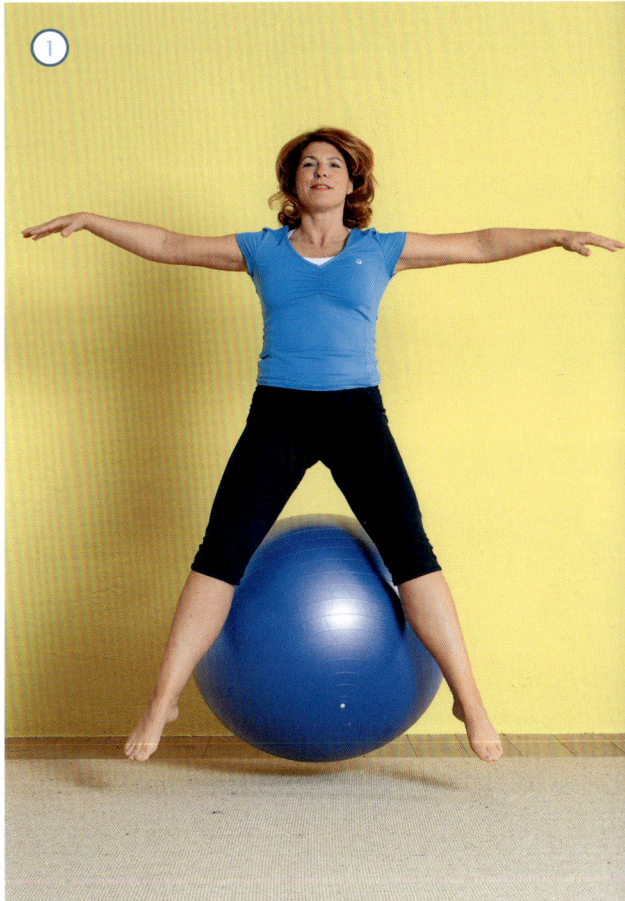

2. Übung

① Sie sitzen aufrecht auf dem Sitzball und stellen sich vor, ähnlich wie im 3. Übungsprogramm auf einem Zifferblatt zu sitzen. Dann das Becken im Uhrzeigersinn kreisen, später anders herum.
Beim Nach-hinten-Kreisen die Bauch- und Beckenbodenmuskeln anspannen, beim Nach-vorne-Kreisen die Spannung loslassen.

② Das Becken abwechselnd vor und zurück schieben, also die Lendenwirbelsäule strecken und runden. Dabei locker lassen und gelöst ein- und ausatmen. Sich vorstellen, von der Ziffer 12 zur 6 zu wechseln und umgekehrt.

③ Wie vorher, jedoch bei der Gewichtsverlagerung nach hinten die hintere After- und Steißbeinmuskulatur bewusst anspannen, beim Nach-vorne-Kippen des Beckens die hintere Spannung beibehalten und die vordere Muskulatur anspannen, vorziehen und insgesamt nach innen saugen. Danach einen Moment gelöst sitzen bleiben und das Becken locker kreisen lassen.

④ Das Becken locker und gelöst nach rechts und links verschieben bzw. hin und her schau-

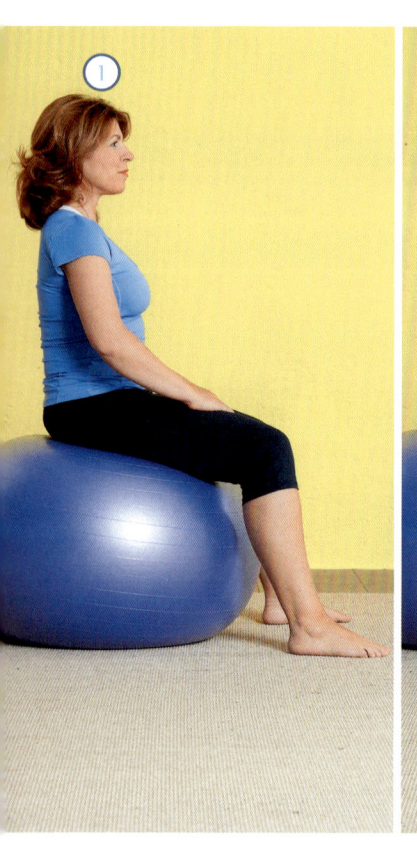 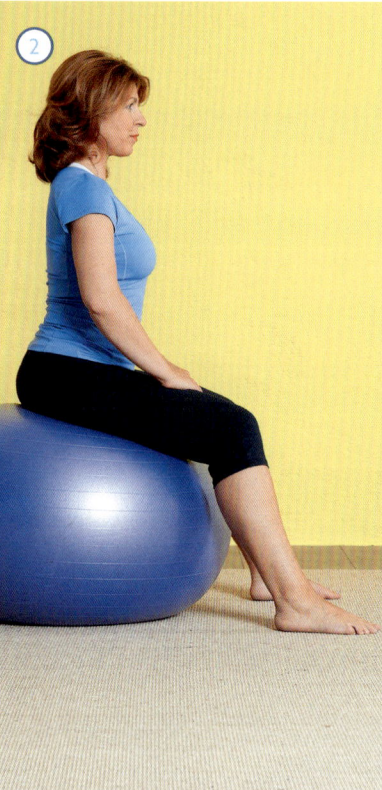 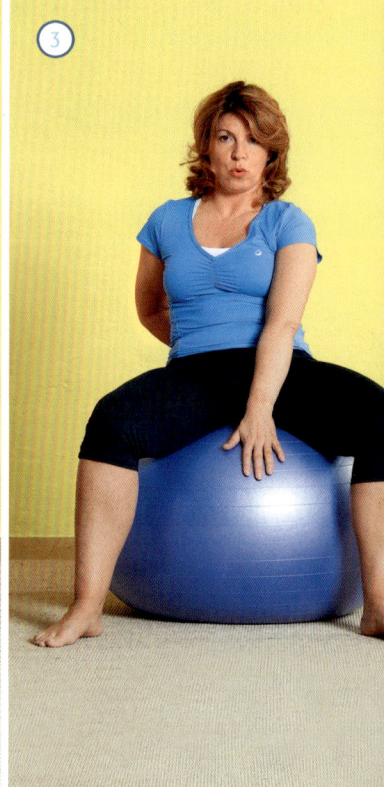

keln, also von der 3 zur 9 und zurück. Dabei die Beckenbodenmuskeln anspannen und diese Spannung einige Schaukelbewegungen aushalten. Dabei den Atem nicht anhalten.

3. Übung

⑤ Ziehen Sie im Wechsel die rechte und linke Beckenhälfte hoch in Richtung Rippen. Atmen Sie dabei aus und spannen Sie die Beckenboden- und Quere Bauchmuskulatur auf der »arbeitenden« Seite kräftig und bewusst an. Die Spannung mindestens 10 Sekunden halten,

dann die Beckenhälfte langsam und gelöst zurückgleiten lassen und wieder entspannt einatmen.
Fühlen Sie, wie Sie jetzt wieder auf beiden Sitzbeinknochen gleichmäßig sitzen?

Dann die andere Beckenseite seitlich hochziehen und spüren, wie die Beckenbodenmuskulatur auf dieser Seite zusammengezogen wird. Beim Lösen der Spannung gelöst einatmen.
Achtung: Die Fußsohlen bleiben bei der Übung mit ihrer ganzen Fläche auf dem Boden! Der Rücken bleibt gerade.

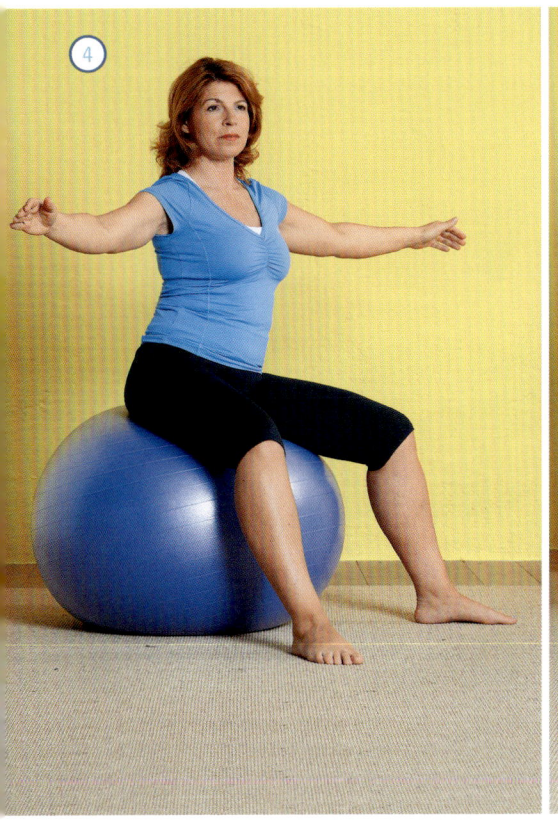

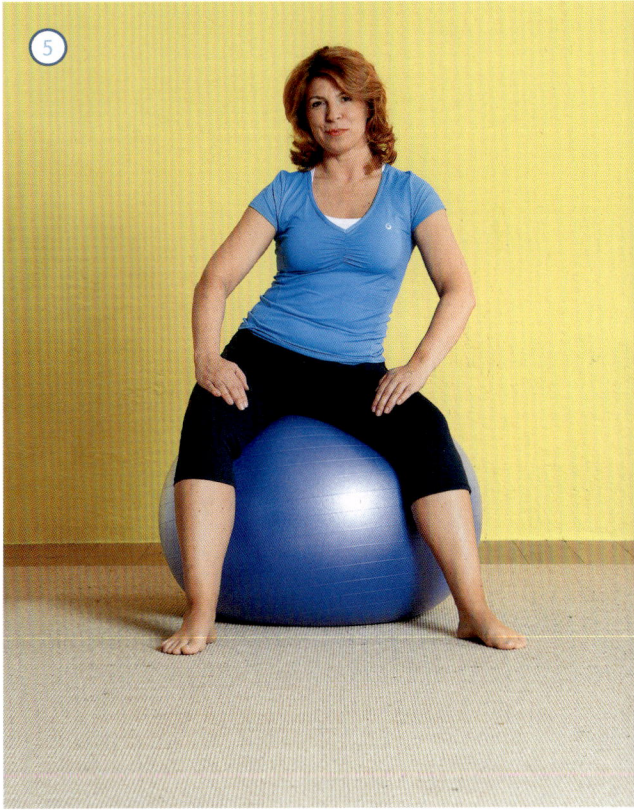

4. Übung

Eine sehr wichtige Übung, auch für den Alltag:

① Setzen Sie sich auf den Ball bzw., wenn Sie keinen haben, auf einen Stuhl oder Hocker, und zwar auf das vordere Drittel. Setzen Sie Ihre Füße in einer leichten Schrittstellung auf, sodass beim Sitzball der eine Unterschenkel am Ball anliegt und der andere etwas vorgestellt ist; beim Stuhl befindet sich der erste Unterschenkel leicht unter der Sitzfläche.

② Nachdem Sie zuerst aufrecht auf den Sitzbeinhöckern sitzen, verlagern Sie dann den Körperschwerpunkt etwas nach vorne über Ihre Oberschenkel und die Füße. Der Rücken bleibt dabei unbedingt gerade aufgerichtet.

③ Legen Sie dann beide Hände entweder auf die Oberschenkel oberhalb der Knie oder zwischen die Beine auf den Sitzball bzw. die Stuhlvorderkante.
Spannen Sie zuerst die Beckenbodenmuskeln kräftig an und heben Sie dann das Gesäß ein

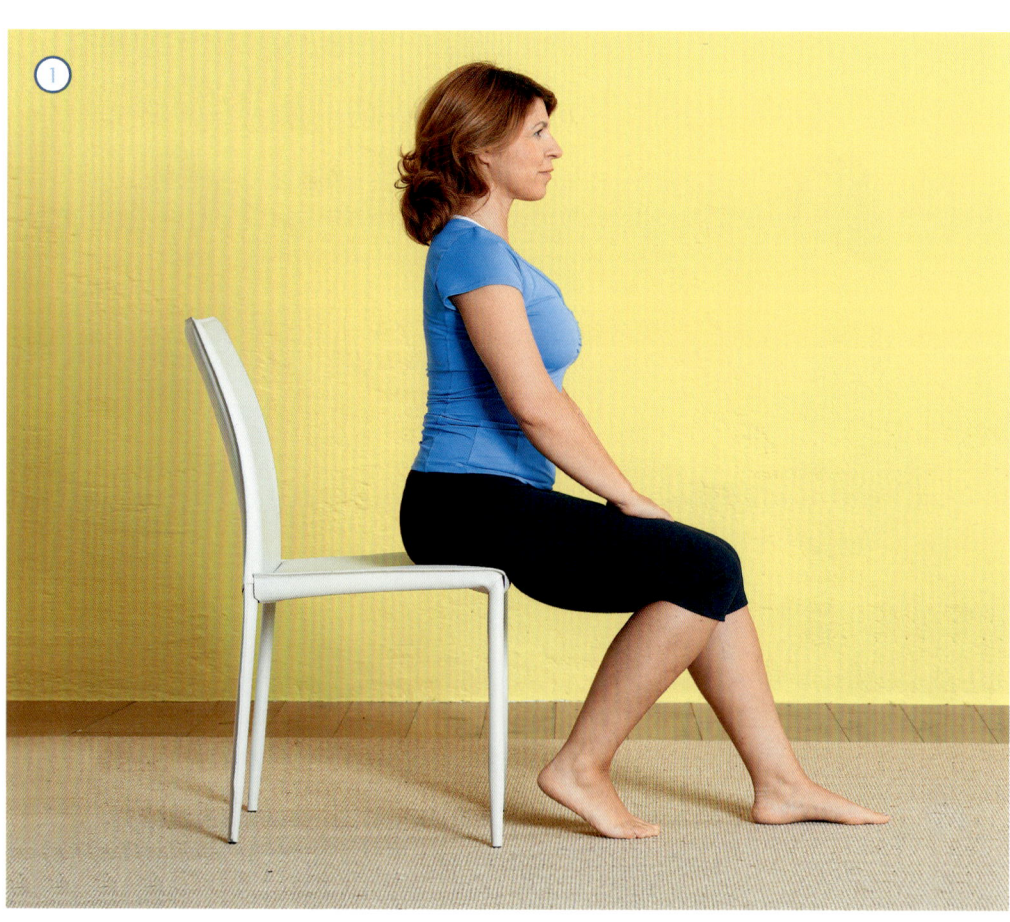

wenig ab, sodass die Last vor allen Dingen von den Beinmuskeln getragen wird.

Die Arme und Hände helfen dabei durch ihr Abstützen entweder auf den Oberschenkeln oder am Sitzball bzw. an der Stuhlkante etwas nach.

Bleiben Sie 6 bis 10 Sekunden in dieser Haltung, wobei Sie die Spannung halten, jedoch locker weiteratmen. Dann entspannt zurücksitzen, tief durchatmen und evtl. das Becken locker kreisen. Wechseln Sie bei jeder Wiederholung die Beinstellung.

Üben Sie dann auch den gesamten Bewegungsablauf des Aufstehens und Hinsetzens, indem Sie mit angespanntem Beckenboden ganz aufstehen, im aufrechten Stehen die Spannung kurz loslassen und dann die genannte Muskulatur wieder anspannen und sich auf die gleiche Art und Weise wieder hinsetzen.

Üben Sie diesen Bewegungsablauf einige Male hintereinander und achten Sie darauf, dass Sie dabei nicht den Atem anhalten. Der Rücken bleibt dabei gerade.

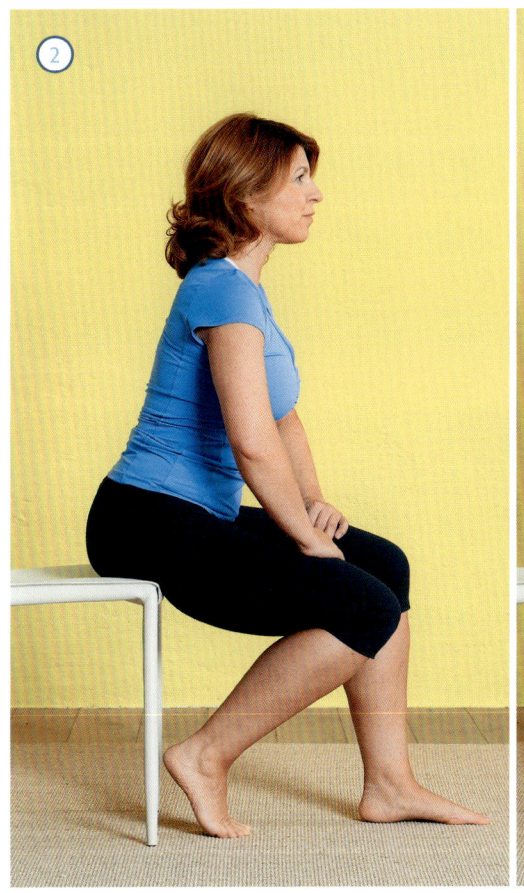
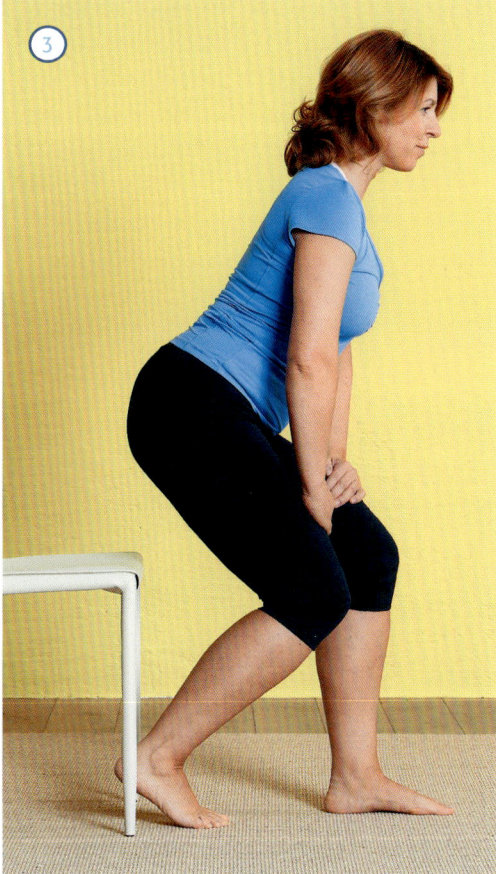

5. Übung

Diese Übung, die nur auf dem Sitzball möglich ist, wirkt auf den Organismus lockernd und lösend, entspannt verkrampfte Rückenmuskeln und wirkt sich günstig auf Wirbelsäulenbeschwerden aus.
Daneben ist die »Froschübung« durchaus vergnüglich.

① Legen Sie sich mit dem Bauch über den Sitzball und stützen Sie die Hände vorne und die Zehen hinten auf; die Ellenbogen zeigen leicht nach außen, die Oberschenkel liegen am Ball an. Lassen Sie den Kopf schwer nach unten hängen (knicken Sie ihn keinesfalls nach oben ab!). Stoßen Sie sich mit den Füßen hinten leicht ab, sodass mehr Gewicht auf die Hände kommt.

② Dann stoßen Sie sich mit den Händen ab, sodass die Füße mehr belastet werden. Einige Male hin und her bewegen, ruhig auch etwas schneller werden.

Wie vorher, aber nun seitlich hin und her schaukeln: Sie stoßen sich mit der rechten Hand und dem rechten Fuß nach links ab und umgekehrt.

③ Wollen Sie noch einmal eine Anspannungsübung machen? In dieser Lage ist dies gut möglich: Stützen Sie Hände und Füße wieder am Boden auf. Jetzt heben Sie Becken und Po möglichst hoch an und bilden sozusagen einen »Tunnel« unter sich. Spannen Sie in dieser Stellung die Bauch- und Beckenbodenmuskeln an und ziehen Sie sie nach innen, am besten beim Ausatmen.
Außerdem können Sie versuchen, mit Händen und Füßen möglichst nah an den Ball heranzukommen. Danach legen Sie sich gelöst auf den Ball und wiederholen die »Froschübung«. Diese Übung ist auch ohne Ball möglich.

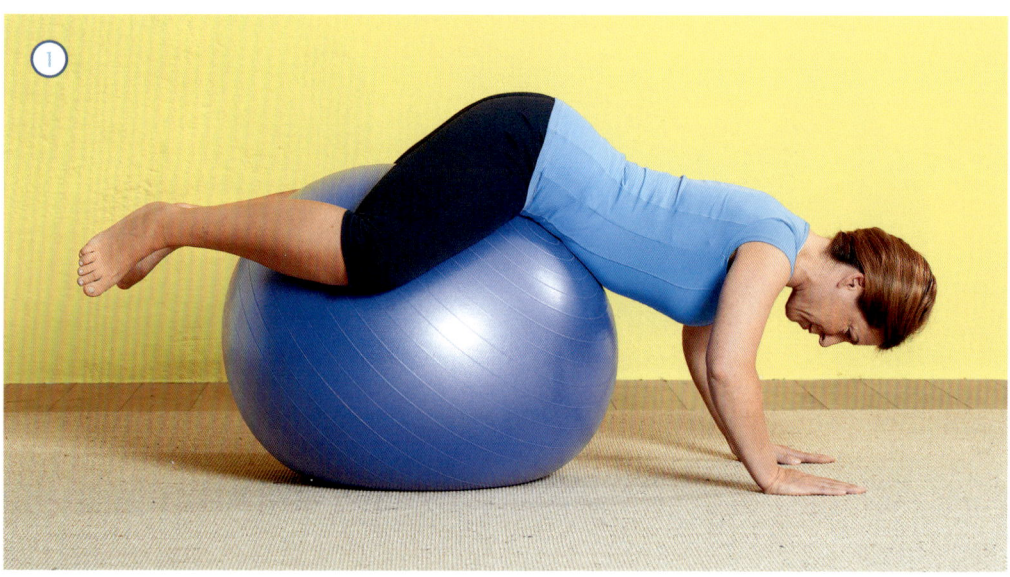

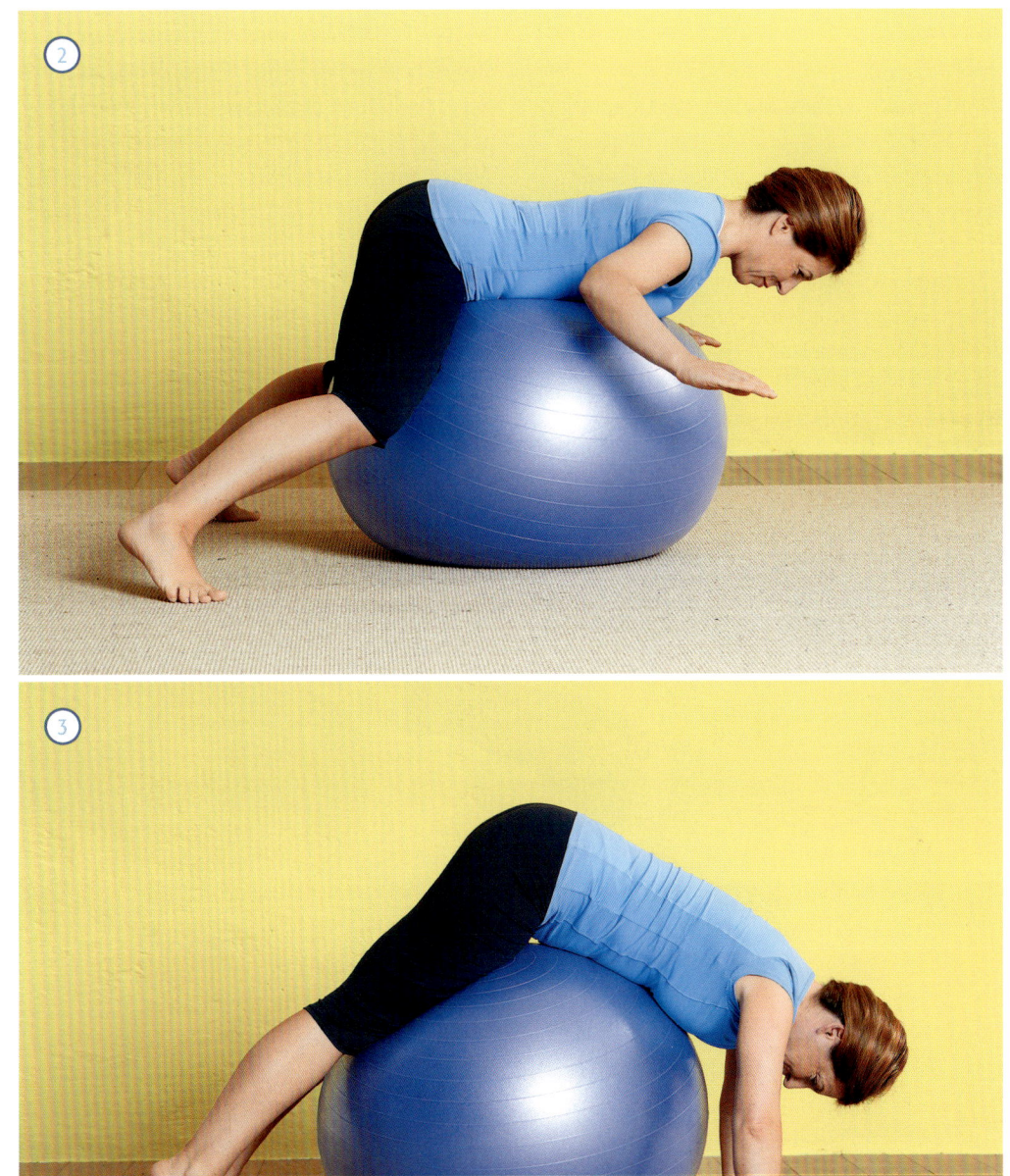

6. Übung

Legen Sie sich auf den Rücken, die Unterschenkel und Fersen auf einen Pezzi-Ball. Die Arme liegen neben dem Körper, wobei die Handflächen nach oben zeigen.

① Ziehen Sie zuerst die Fußspitzen an und heben Sie dann das Becken hoch an, sodass der Körper von den Füßen bis zu den Schultern eine Linie bildet.
Spannen Sie jetzt die tiefen Beckenbodenmuskeln an und saugen Sie sie Stockwerk für Stockwerk in den Körper hinein. Die Spannung 6 bis

10 Sekunden halten und dabei gelöst weiteratmen oder während der Anspannung langsam durch den Mund ausatmen. Danach Becken und Wirbelsäule ganz langsam, Wirbel für Wirbel, ablegen; entspannen und nachspüren.

Variation
② Ausgangsstellung wie vorher. Rückenlage, die Fersen auf den Ball stellen und in den Ball drücken; das Becken anheben. Dann die Beckenbodenmuskeln anspannen und den Ball mit den Fersen in Richtung Gesäß rollen. Diese Position kurz halten, dann wieder zurückrollen – eine sehr intensive Beckenbodenübung.

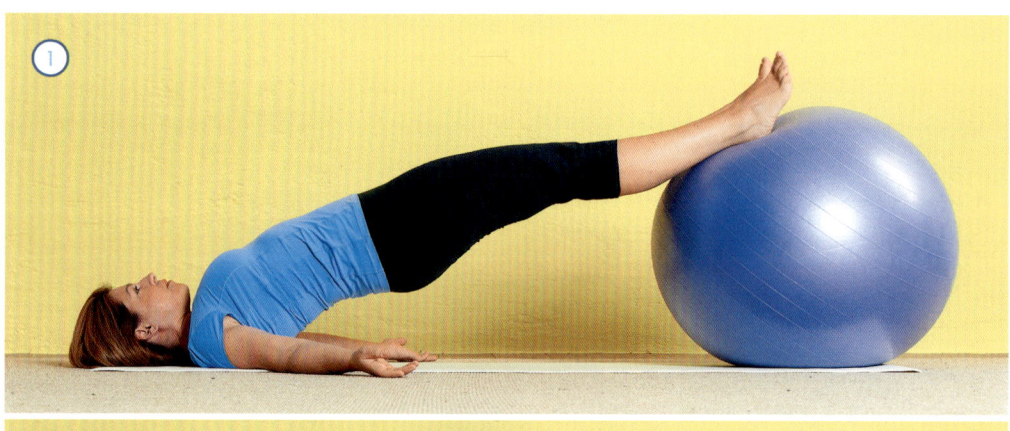

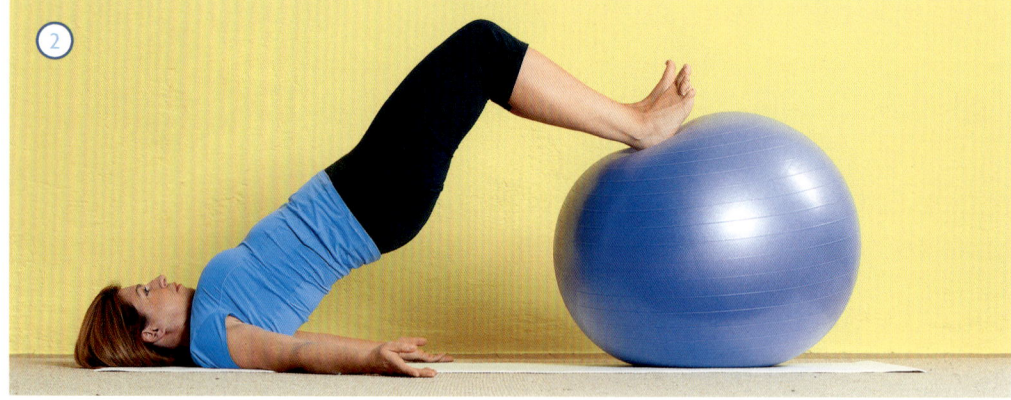

9. Übungsprogramm

Sie benötigen einen Stuhl, eine Decke oder einen Noppenball zum Unterlegen, zum Entspannen mehrere Kissen, Polster oder eine Rolle.

1. Übung

Nachdem Mund, Kiefer und Beckenboden reflektorisch miteinander zusammenhängen, können Sie einen verspannten, energielosen, zu wenig reaktionsfähigen Beckenboden entspannen und reaktionsbereiter machen, indem Sie Ihren Mund entspannen. Es ist heute erwiesen, dass eine verkniffene Mund-Kiefer-partie immer mit einem verspannten Beckenboden auftritt und umgekehrt.

① Spannen Sie zunächst den ringförmigen Mundschließmuskel kräftig an, indem Sie den Mund wie zu einem Kussmund zuspitzen und dann die Lippen kräftig zusammenpressen. Nehmen Sie die Spannung wahr, dann fällt Ihnen die bewusste Entspannung leichter. Nach 6 bis 10 Sekunden die Spannung wieder lösen und entspannen. Spüren Sie, wie Ihr Mund sozusagen auseinander fließt. Wenn Sie diese Übung oft wiederholen, strafft dies nicht nur die Haut um Mund und Lippen, sondern hält das Kollagen weicher und die Muskeln elastischer. Durch die Bewusstheit der Entspannung bleiben die Gesichtszüge weicher, Falten können sich weniger tief eingraben. Auf reflektorische Weise wird durch die Entspannung auch der Beckenboden günstig beeinflusst. Noch besser: Einen Korken zwischen die Lippen legen.

Nun verbinden Sie bewusst die Mund- mit der Beckenbodenübung: Spannen Sie gleichzeitig den Mund und die Beckenbodenmuskeln an. Spüren Sie die Spannung sowohl unten als auch oben und halten Sie sie 4–6 Sekunden aus. Die Entspannung ist jetzt das Wichtigste: Lassen Sie die Spannung im Mund- und Beckenbodenbereich bewusst los. Nach einigen Wiederholungen werden Sie spüren, wie sich die Durchblutung und Regeneration in diesen Muskeln intensiviert hat.

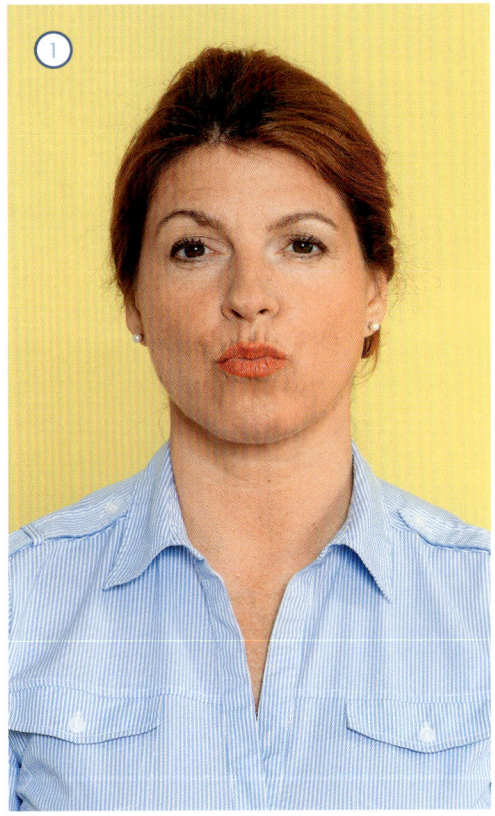

① Eine weitere Übung für den Mundbereich (daneben auch gegen ein Doppelkinn) und den Beckenboden: Strecken Sie zunächst einige Male die Zunge mit einer leichten Tendenz nach unten weit heraus und ziehen Sie sie wieder zurück. Besonders der Kinnbodenmuskel wird bei dieser Übung angesprochen, und das wirkt sich auch auf den Beckenboden aus. Nun verbinden Sie wieder beides: Während Sie die Zunge herausstrecken, ziehen Sie den Beckenboden nach innen oben; spüren Sie, wie auch der Rachenraum enger wird. Beim Einziehen der Zunge die Mund- und Beckenbodenmuskulatur entspannen und ein Lächeln vom Mundboden zum Beckenboden schicken.

Sehr intensiv: Spannen Sie den Beckenboden an und ziehen Sie ihn nach innen oben. Strecken Sie die Zunge einige Male raus und rein. Lassen Sie währenddessen die Beckenbodenspannung nicht los! Ziehen Sie diesen höher und höher. Denken Sie dabei an die Aufzugübung des 2. Übungsprogramms. Danach Mund, Zunge und Beckenboden entspannen und den Atem gelöst zu diesen Muskeln fließen lassen. Das Weitwerden von Bauch, Rumpf, Beckenboden beim entspannten Einatmen spüren. Beim Weiteratmen genießen Sie die Entspannung der zuvor angespannten Muskeln und stellen sich ein Lächeln vom Mundboden zum Beckenboden hin vor. Nehmen Sie außerdem wahr, wie der Rachenraum jetzt weit ist.

Reflexpunkte

Zu dieser Übung ist es interessant zu wissen, dass es zwischen Mundboden und Beckenboden eine reflexartige Verbindung gibt. Sehr häufig ist es deshalb so, dass, wenn man den Beckenboden anspannen will, man gleichzeitig den Mundboden anspannt und ebenso umgekehrt. Wenn man den Mundboden entspannt, entspannt sich gleichzeitig auch der Beckenboden.

Ein anderer Reflexpunkt zu den Beckenbodenmuskeln liegt zwischen den Augenbrauen, ein weiterer zwischen den Schulterblättern, und zwar an deren unterem Ende.

Übung zu den Reflexpunkten

Sitzen oder stehen Sie aufrecht und ziehen Sie beide Schulterblätter zur Mitte hin zusammen. Spannen Sie gleichzeitig den Beckenboden an, indem Sie ihn zusammenkneifen und nach oben ziehen.

Konzentrieren Sie sich auch darauf, beide Sitzbeinknochen zueinanderziehen zu wollen. Lassen Sie den Atem dabei entspannt weiterfließen.

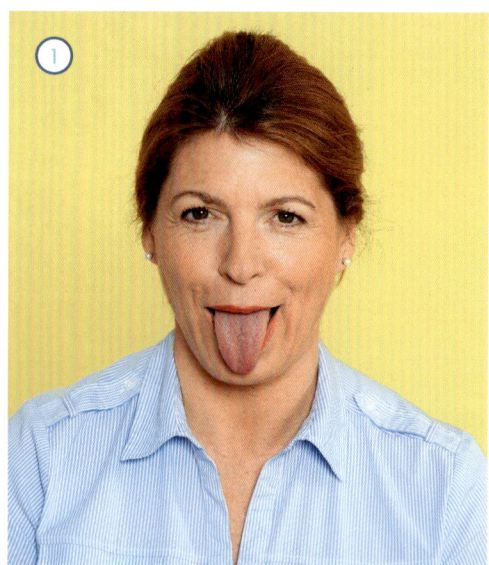

Nach 6 bis 10 Sekunden die Spannung lösen, aber aufrecht sitzen bleiben. Beobachten Sie den Atem einen Moment, wie er ganz besonders zum Beckenboden und auch zu den Schulterblättern hin fließt.
Achten Sie darauf, dass das Gesicht während der Übung ganz entspannt bleibt.

2. Übung

Eine gute Übung, um einen verkrampften, »toten« Beckenboden aufzulockern und »aufzuwecken«:

② Sie stehen vor einem Stuhl. Stellen Sie einen Fuß auf dessen Sitzfläche. Dann beklop-

fen Sie mit einer Hand den Beckenboden leicht und locker von unten, mit der anderen Hand die Wangen, und zwar von rechts über den Mund nach links und umgekehrt. So lange ausführen, wie Sie wollen, ab und zu die Hände wechseln.

③ Lassen Sie auch einmal eine Hand auf dem Beckenboden und die andere über dem Mund liegen. Spannen Sie dann bewusst die bedeckten Partien ganz kräftig an und tun Sie so, als ob Sie nicht nur den Beckenboden, sondern auch die flach aufeinander liegenden Lippen nach innen saugen wollten. Nach etwa 6–10 Sekunden locker lassen und wieder weiterklopfen. Ab und zu die Beinstellung wechseln.

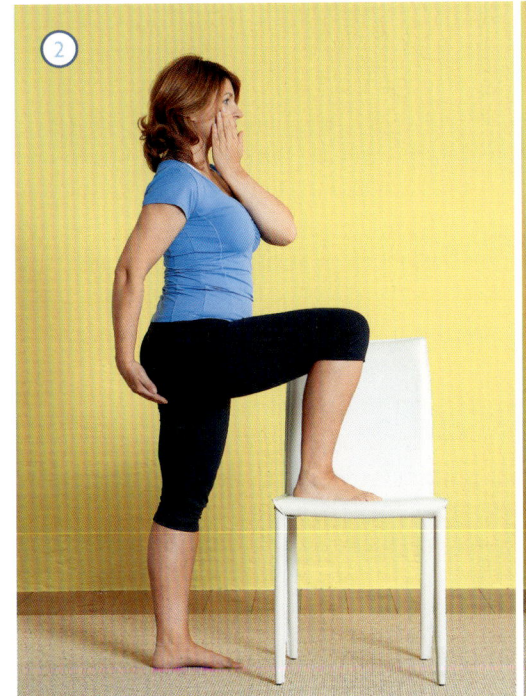

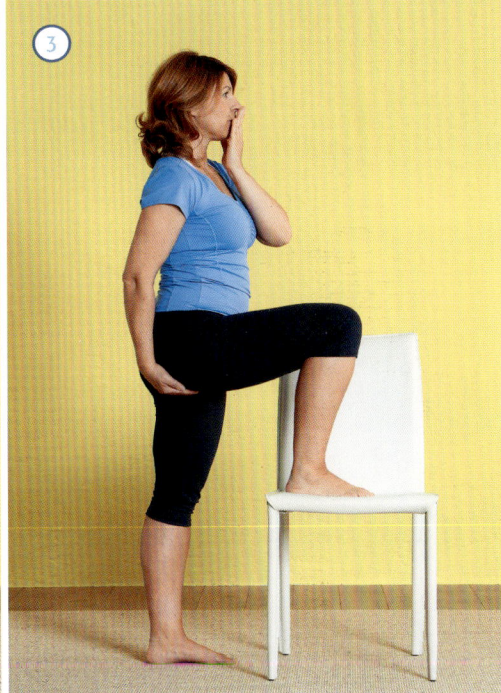

3. Übung

In der gleichen Ausgangsstellung wie vorher:

① Legen Sie die Finger einer Hand an das Schambein oder leicht tiefer, die Finger der anderen Hand an das Steißbein. Versuchen Sie zuerst (in der Vorstellung), die Steißbeinspitze hinten hoch, dann nach vorne in Richtung

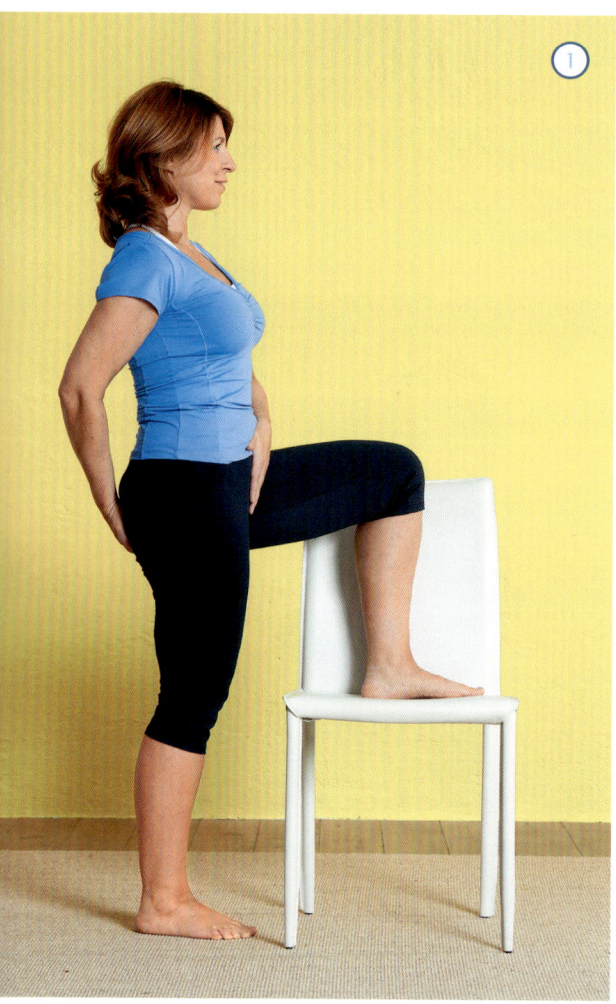

Schambein zu ziehen; dann den Dammbereich dazu hin nach innen oben ziehen. Die Spannung 6–10, später auch 15–20 Sekunden halten. Danach doppelt so lange entspannen und nachspüren. Das Bein wechseln.

4. Übung

② Legen Sie sich mit dem Bauch auf den Boden, und zwar entweder über eine fest zusammengerollte Decke, einen kleinen Kissenberg oder über den großen (Noppen-)Ball. Decke oder Ball sollten unter dem Becken liegen (nicht unter dem Bauch, damit kein Hohlkreuz entsteht). Um zu verhindern, dass der Ball auf die Blase drückt, sollten Sie sie vorher leeren. Stellen Sie die Zehen auf und ziehen Sie die Unterarme etwas zum Körper heran.

③ Körperspannungsübung: Dann stützen Sie sich auf Zehenspitzen und Unterarmen auf, wobei Sie zuerst die Beckenboden-, Bauch- und Gesäßmuskulatur kräftig anspannen, sodass der ganze Körper wie ein Brett gespannt ist. Sie dürfen dabei nicht ins Hohlkreuz sinken – falls dies der Fall wäre, die Übung sofort abbrechen und zu einem späteren Zeitpunkt erneut versuchen. Wichtig: Der ganze Körper befindet sich in einer Linie, auch Kopf und Nacken (der Blick ist nach unten gerichtet).
Die Spannung 5 bis 10 Sekunden halten, wenn Sie können auch länger, dann zuerst die Knie, danach das Becken gelöst ablegen, entspannt nachspüren und durchatmen. Falls Sie über dem Noppenball oder einem anderen Ball liegen, können Sie leicht und locker hin und her, vor und zurück rollen oder kreisen.

5. Übung

Zum Ende des Übungsprogramms hin ist
Entspannung angesagt:

④ Entweder legen Sie sich bäuchlings über
einen Sitzball bzw. gepolsterten Stuhl oder über
eine Rolle bzw. einen Kissenberg am Boden.
Genießen Sie die Entspannung, atmen Sie

locker durch und spüren Sie den Übungen
bewusst nach.
Die Entspannung zum Ende eines Übungs-
programms ist immer wieder sehr wichtig.
In der Entspannungsphase kann sich der
Muskel nämlich regenerieren, aufbauen und
mit genügend Sauerstoff versorgt werden.
Genießen Sie den gelösten Atem in dieser
Haltung.

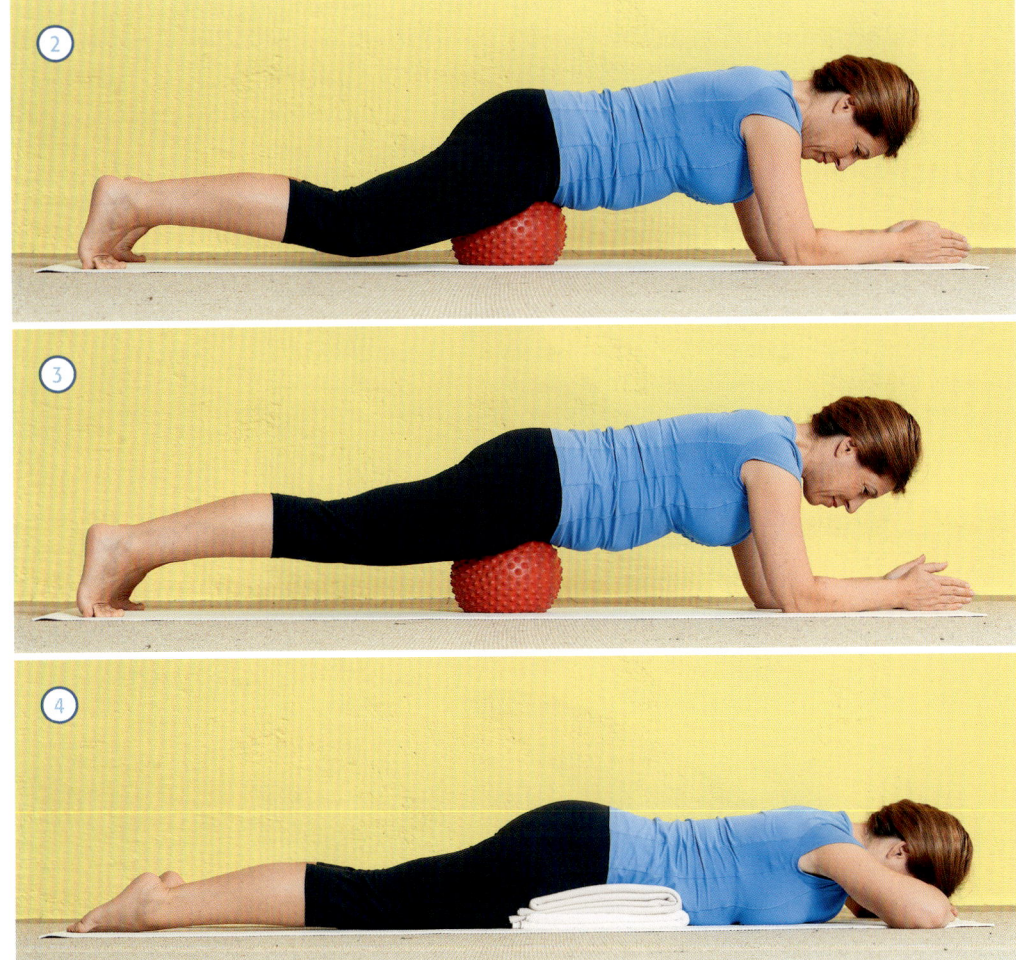

10. Übungsprogramm

Dieses Programm eignet sich besonders für bereits Geübte. Sie benötigen dazu einen Sitzball oder einen Hocker, einen großen Noppenball und ein Thera-Band®.

1. Übung

① Legen Sie sich auf den Boden und lassen Sie die Unterschenkel bequem auf dem Sitzball ruhen. Schieben Sie den großen (Noppen-)Ball oder eine zusammengerollte Decke unter Ihr

Becken und lassen Sie es schwer auf diesem ruhen. Nicht nur der Beckenboden wird entlastet, sondern auch das Kreuz. Deshalb eignen sich diese Lage und Übung auch bei Kreuzschmerzen oder bei einem Gebärmuttervorfall. Alle inneren Organe rutschen in den Körper.

② Zuerst den Atem gelöst fließen lassen. Die befreiende Wirkung dieser Haltung auf den Beckenboden genießen. Dann Bauch, Beckenboden und die Gesäßmuskeln anspannen und das Becken anheben.

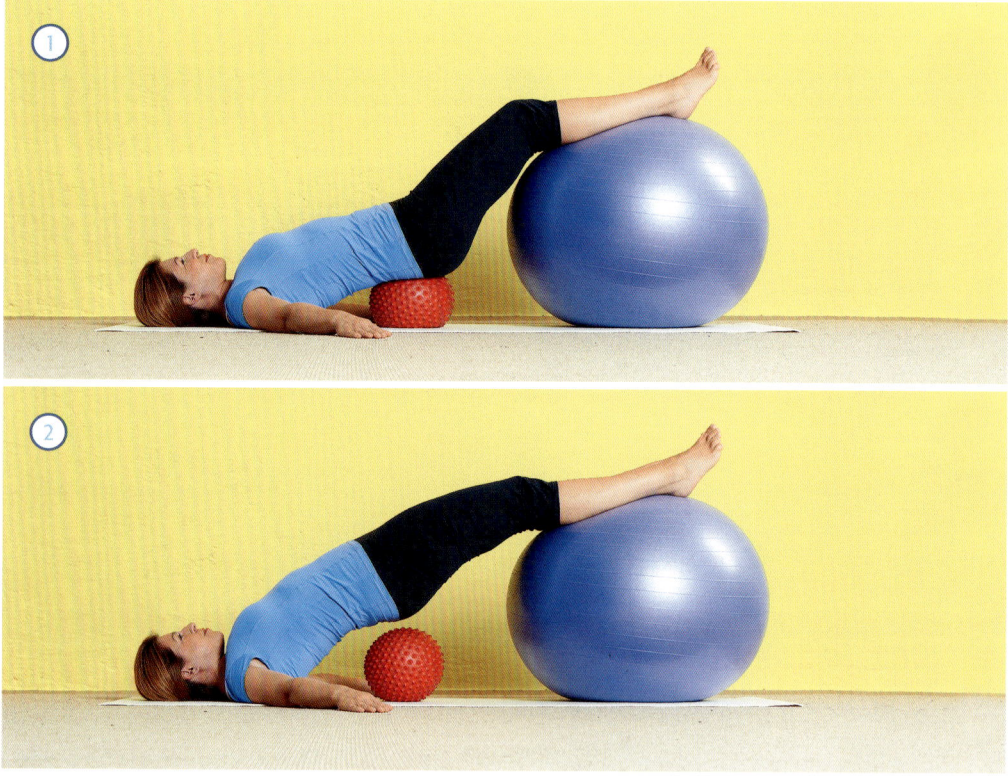

Die Spannung halten, dabei ausatmen. Danach das Becken wieder auf dem Noppenball ablegen und gelöst einatmen.

2. Übung

③ Rückenlage, die Fersen auf den Sitzball oder Stuhl aufstützen. Dann ausatmend die Beckenbodenmuskeln anspannen und das Becken ganz wenig anheben (als ob Sie das Steißbein in Richtung Decke ziehen wollten). Diese Beckenhaltung und die Spannung so lange, wie Sie ausatmen können, halten, locker ablegen und einatmen.

Bei dieser Übung wird das Becken nur ganz wenig angehoben, aber der Beckenboden kann besonders gut angespannt und in den Körper hineingesogen werden.

Diese, die letzte und die nächste Übung können Sie auch gut mit einem Hocker anstatt dem Sitzball ausführen.

④ Diese Übung wird noch effektiver, wenn Sie ein Thera-Band® eng um die Fußgelenke knoten und nach dem Anheben des Beckens einen Fuß gegen den Widerstand des Bandes anheben.

Danach locker Fuß und Becken zurücklegen. Im Wechsel mit dem anderen Fuß üben.

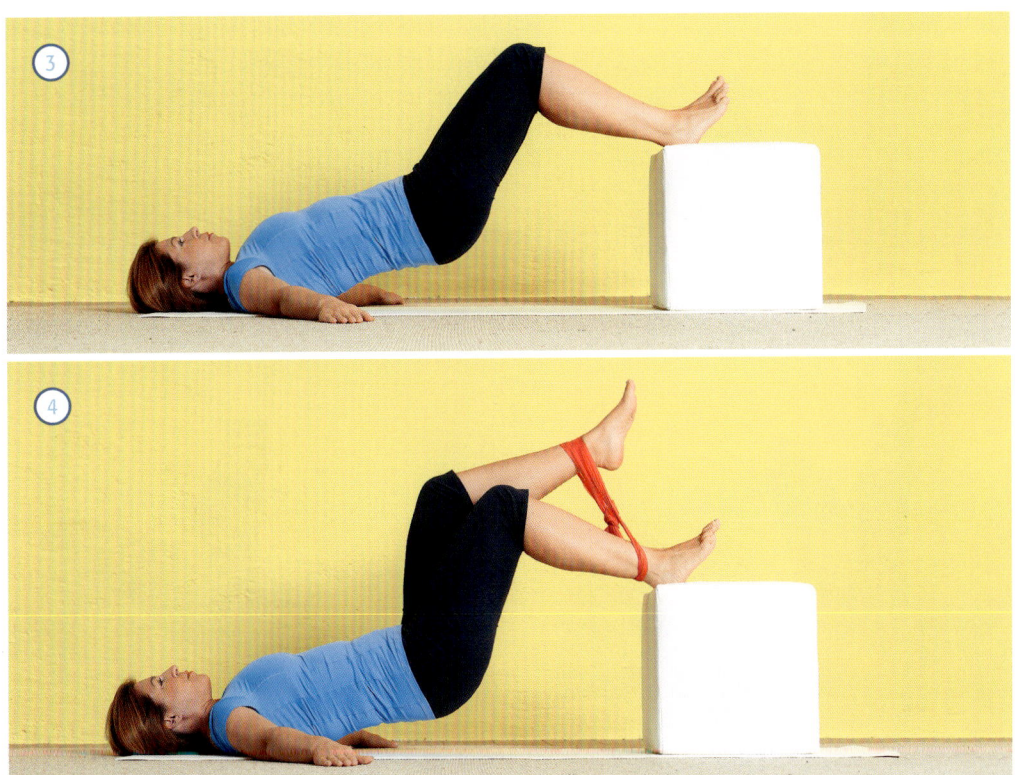

3. Übung

① In der gleichen Ausgangsstellung wie in der vorherigen Übung legen Sie nun das Thera-Band® über die rechte Fußsohle und halten die Enden unten mit den Händen fest. Dann die Beckenbodenmuskeln anspannen und das Bein nach oben in Richtung Decke strecken.
Auch das Becken hebt bei dieser Bewegung etwas vom Boden ab.
Das Gleichgewicht auf dem Ball muss mit dem anderen Fuß gehalten werden.

② Falls Ihnen dies anfangs jedoch sehr schwer fällt, üben Sie zunächst ohne Sitzball, nur mit auf dem Boden aufgestellten Füßen.
Auch dann gilt:
Ausatmend ein Bein gegen den Widerstand des Bandes nach oben zur Decke schieben. Beim Zurücksetzen einatmen. Den Atem ruhig und rhythmisch fließen lassen.

Im Wechsel mit dem rechten bzw. linken Bein ausführen.
Jede Seite 2- bis 4-mal.

4. Übung

③ Vor dem Sitzball knien und dann bäuchlings darüber rollen.
Mit den Händen nach vorne wandern, bis der Ball unter den Oberschenkeln liegt. Dann den Oberkörper etwas senken und auf die Unterarme aufstützen. Die Unterschenkel senkrecht anheben.
Die Beckenbodenmuskeln kräftig anspannen und die rechte Fußsohle nach oben drücken.
Mit dem Unterschenkel in minimalen Bewegungen auf und ab wippen.
Dabei unbedingt die Beckenbodenspannung halten. Nach 6 bis 10 Sekunden den Oberschenkel dieses Beins auf dem Ball ablegen.

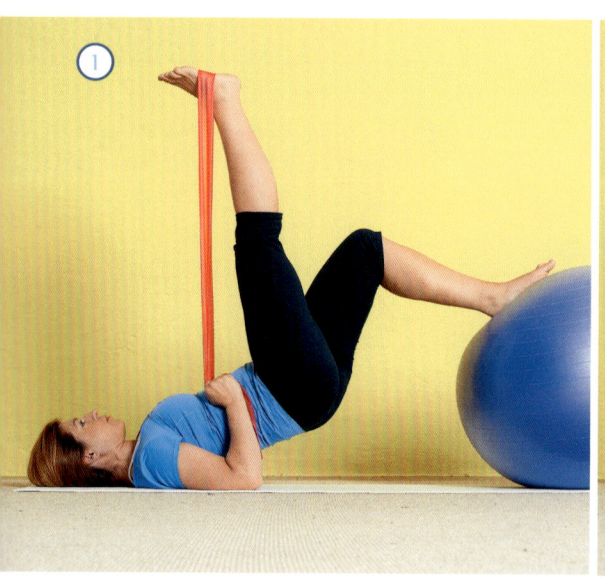

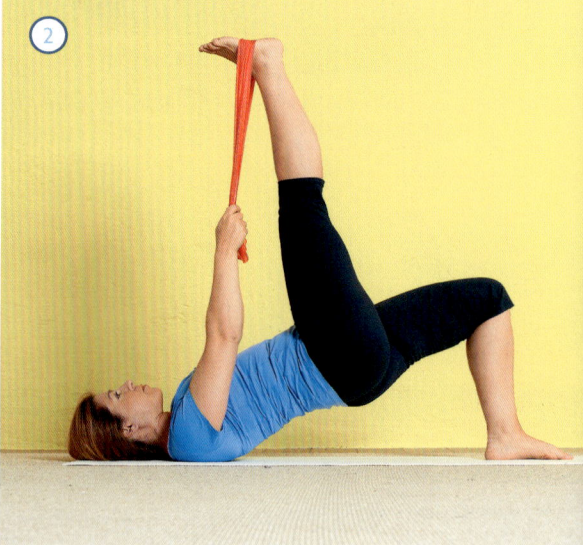

Der Unterschenkel zeigt aber weiterhin senkrecht nach oben.
Der Beckenboden ist jetzt entspannt. Dann den
Muskel wieder kräftig anspannen und mit dem
linken Knie ein wenig auf und ab wippen.
Nicht vergessen: Die Fußsohle zeigt dabei nach
oben zur Decke. Die Übung mit beiden Beinen
2- bis 4-mal ausführen. Danach entspannen,
zum Beispiel wie in Übung 6 auf dieser Seite
beschrieben.

5. Übung

④ Sie nehmen die gleiche Ausgangsstellung
wie vorher ein, winkeln jedoch die Unterschenkel nicht an, sondern lassen sie gestreckt.
Dann die Beckenbodenmuskeln anspannen
und den Ball mit den Oberschenkeln zu sich
herrollen. Das Becken wird dabei etwas
mehr angehoben.

Die Spannung so lange halten, wie Sie ausatmen können. Dann gelöst zurückrollen und
einatmen.
Dies ist eine wunderbare Übung gegen
Unterleibssenkungen und auch gegen Kreuzschmerzen. Spüren Sie, wie gut Sie bei dieser Übung den Beckenboden anspannen
können?

6. Übung

Legen Sie sich schwer und gelöst über den
Sitzball und lassen Sie zu, dass sich die
Entspannung in Ihrem Körper ausbreitet.
Lassen Sie den Kopf schwer nach unten
hängen und spüren Sie auch die angenehme
Dehnung im Kreuzbereich.
Schieben Sie diese Entspannungsübung immer
wieder zwischen anderen Übungen ein – bei
einem Gebärmuttervorfall besonders oft.

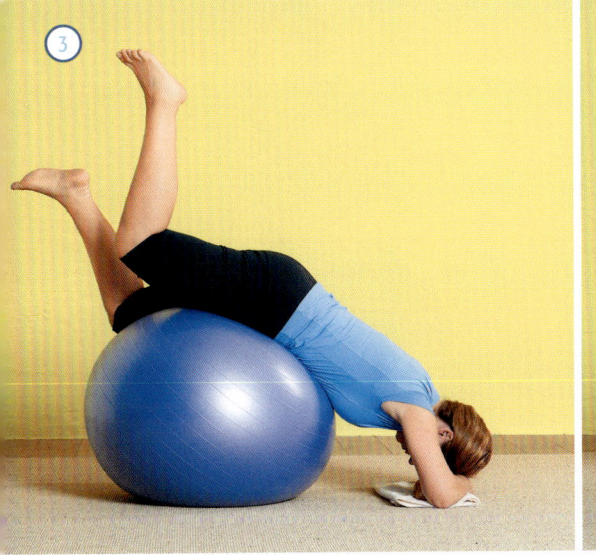

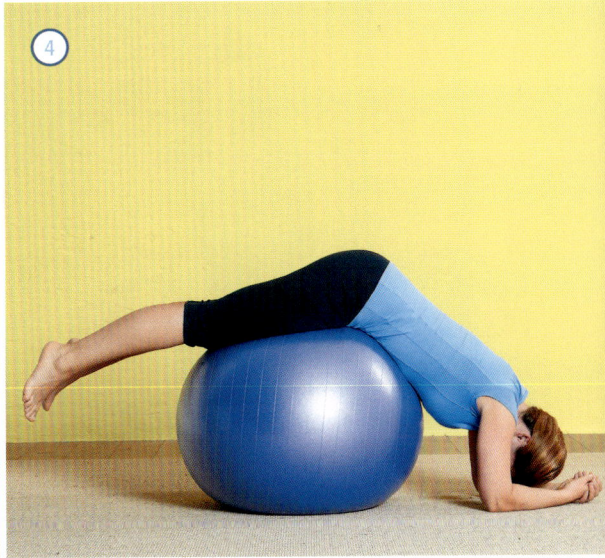

11. Übungsprogramm

Hilfsmittel für dieses Übungsprogramm sind der Sitzball, das Thera-Band® und eine zusammengerollte Decke.

1. Übung

Aufrecht auf dem Ball sitzen und sich dabei auf die Sitzbeinknochen konzentrieren. Den Ball von den Sitzbeinknochen aus vor und zurück bewegen.

Einige Male wiederholen. Dann beim Vorrollen des Balles die Beckenbodenmuskulatur maximal anspannen, dabei ausatmen. Beim Zurückrollen in die aufrechte Ausgangsstellung wieder einatmen. Danach den Ball nach hinten rollen, die Beckenbodenmuskulatur wieder kräftig anspannen und ausatmen. Beim Vorrollen ruhig einatmen.

① Wie vorher, jedoch nur als Widerstandsübung: Sie legen dazu die Fingerkuppen einer Hand an die Vorderseite, die der anderen Hand an die Rückseite des Balles, sodass der Ball zwischen beiden Händen liegt. Jedesmal wenn Sie den Ball nach vorne rollen, bremsen die vorderen Fingerkuppen die Ballbewegung; wenn Sie den Ball nach hinten rollen, bremst die hintere Hand.

② Den Ball entsprechend mit den Sitzbeinknochen zur Seite nach rechts und links hin und her rollen. Auch diese Übung mit seitlicher Bremswirkung der Hände durchführen.

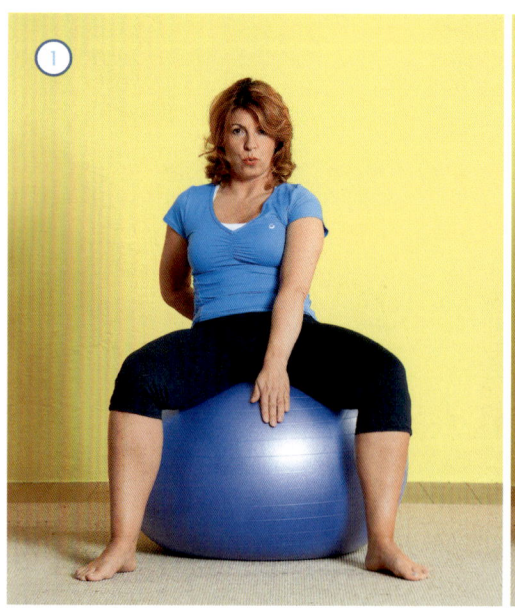
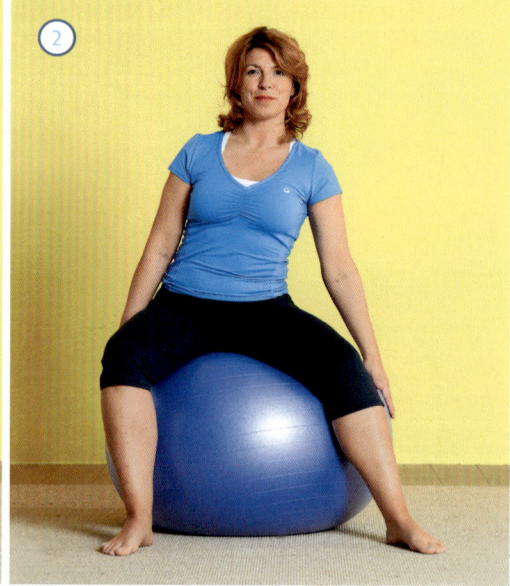

2. Übung

Jetzt setzen Sie sich noch einmal auf den Sitzball und hüpfen darauf leicht und locker. Nach dem »Einhüpfen« jedes Mal beim Hochhüpfen den Beckenboden anspannen.

Variation
③ Hochhüpfen, den Beckenboden anspannen und einige Sekunden in dieser Position verharren, so als ob Sie gerade aufstehen wollten. Den Sitzball dabei mit den Fingerspitzen beider Hände seitlich leicht festhalten. Das Gesäß befindet sich leicht über dem Ball. Die Oberschenkel- und Beckenbodenmuskeln sind angespannt, der Atem fließt ganz regelmäßig. In dieser Haltung sind die Knie und Hüften etwas gebeugt, die Wirbelsäule ist in sich gerade und schräg nach vorne gerichtet. Danach zurücksetzen und weiter locker hüpfen.

Diese Übung kann auch auf einem Stuhl ausgeführt werden, allerdings ohne Hüpfen. Dabei werden die Hände auf die Oberschenkel gelegt, ein Fuß vorgestellt und das Gesäß leicht angehoben. Das kräftigt auch die Oberschenkelmuskeln.

3. Übung

④ Auf dem Sitzball oder Stuhl sitzen und ein Thera-Band® zwischen beide Hände nehmen. Fassen Sie es kurz und lassen Sie die Enden nach unten hängen oder wickeln Sie sie um Ihre Hände. Dann das rechte Knie anheben und das Thera-Band® herumlegen. Gleichzeitig die Beckenbodenmuskeln anspannen. Die Spannung einige Sekunden halten, dann loslassen. Üben Sie im Wechsel mit dem anderen Bein. Während der Übung können Sie auch leicht hüpfen.

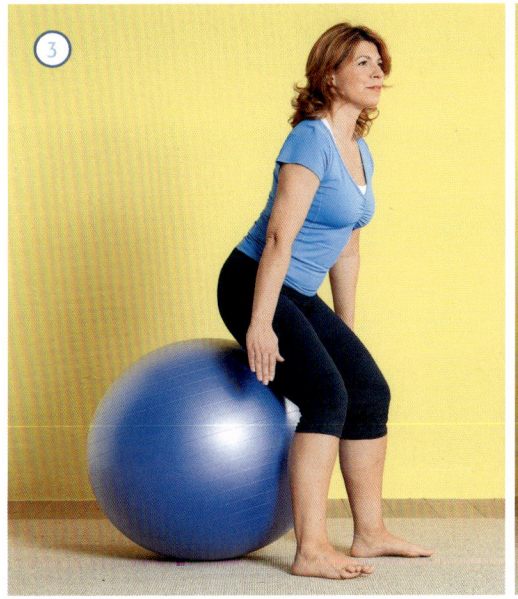
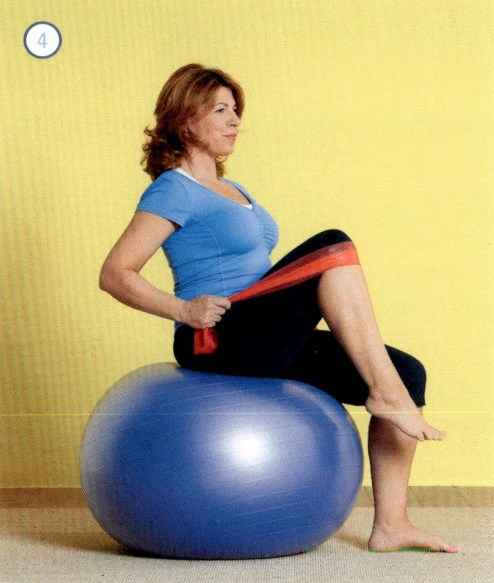

4. Übung

① Dasselbe im Lang- oder Hocksitz: Schaukeln Sie zuerst mit gestreckten, dann mit angehockten Beinen auf den Sitzbeinhöckern hin und her.

② Um die Übung zu verstärken, spannen Sie ein der Länge nach zusammengelegtes Thera-Band® über Ihre Leistenbeugen und halten die Bandenden etwas weiter hinten neben dem Gesäß am Boden fest.
Wenn Sie jetzt die Schaukelbewegung auf den Sitzbeinhöckern ausführen, bietet das Gummiband mehr Widerstand.

③+④ Nun »laufen« Sie auf den Sitzbeinknochen vorwärts und rückwärts, und zwar mit gestreckten oder angewinkelten Beinen.

Zuerst die rechte Beckenhälfte anheben und nach vorne schieben, dann entsprechend die linke Seite. Später das gleiche rückwärts ausführen.
Beim Anheben des Beckens den Beckenboden mit anspannen – die angebeugten Arme gegengleich dazu mitpendeln lassen.

⑤ Wie vorher, jedoch mit »Verstärkung«: Legen Sie das Thera-Band® um beide Fußsohlen (wobei die Beine gestreckt sind) und halten Sie die Enden vor sich fest. Spannen Sie es dabei ruhig etwas an.
Jetzt laufen Sie gegen den Widerstand des Bandes auf den Sitzbeinknochen vor und zurück. Halten Sie Kopf und Wirbelsäule aufrecht. Das macht richtig Spaß und ist eine der besten Übungen gegen Cellulite!

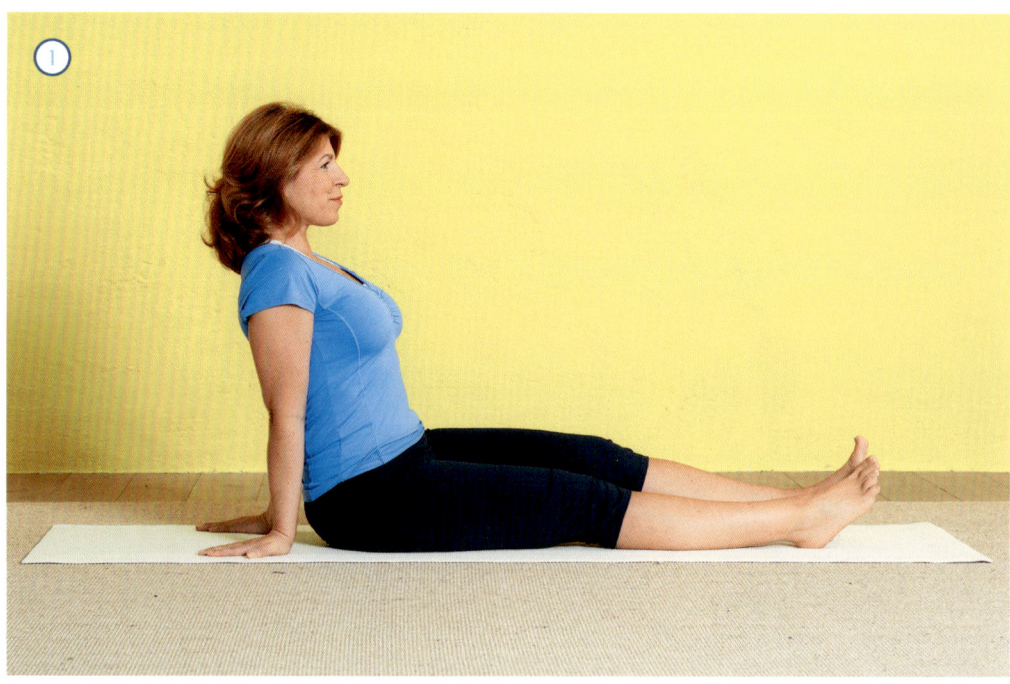

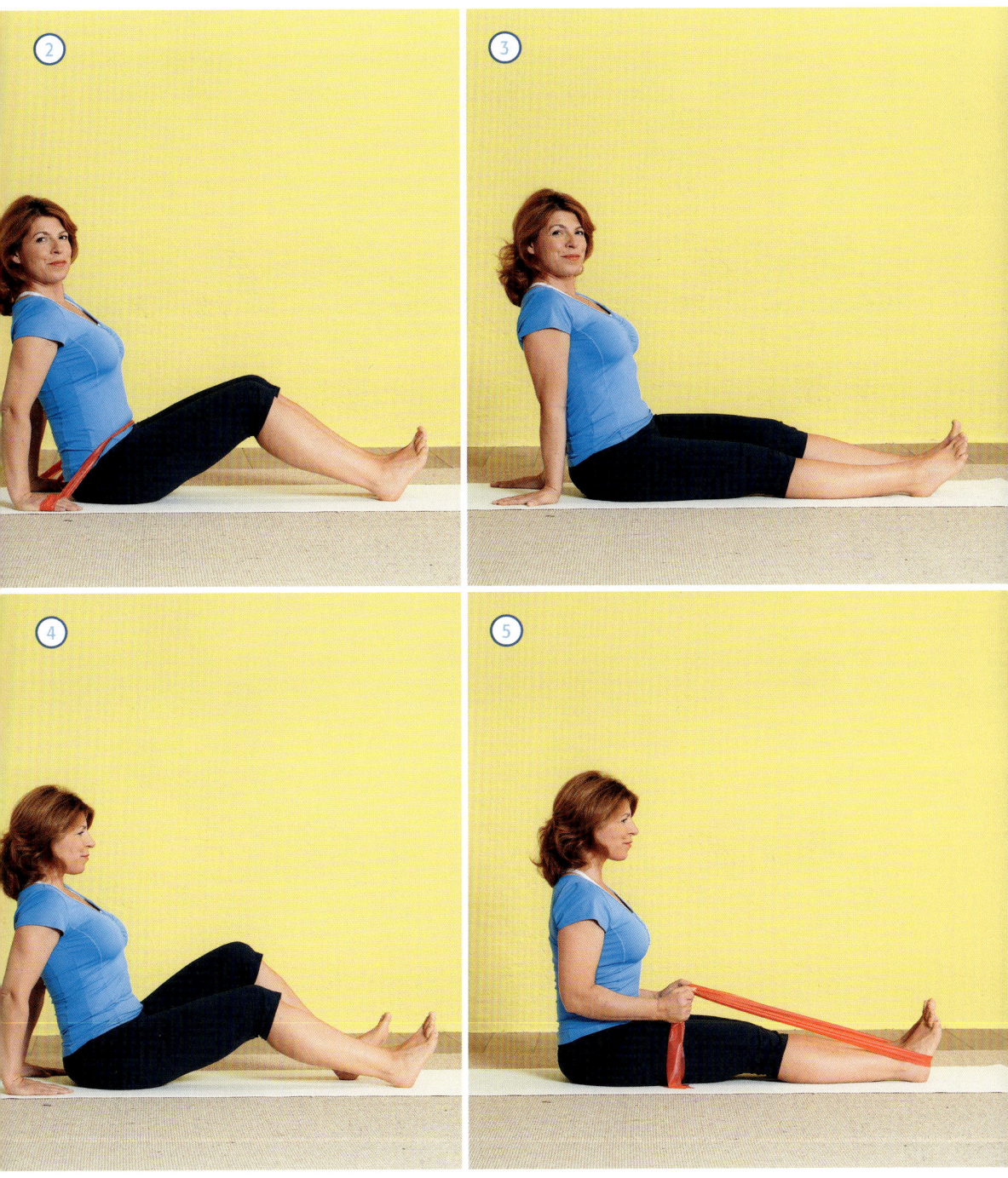

5. Übung

① Legen Sie sich auf den Boden und stellen Sie beide Beine auf. Unterlagern Sie Ihr Becken mit einer dicken Decke, sodass der Beckenboden etwas angehoben wird. Das rechte Bein gebeugt anheben, sodass zwischen Ober- und Unterschenkel ungefähr ein rechter Winkel besteht. Die Fußspitze zum Körper hin anziehen. Die Beckenboden- und Bauchmuskeln kräftig anspannen und unbedingt darauf achten, dass der Atem nicht angehalten wird, sondern weiterfließt.

Beim Absetzen des Beines entspannen. Im Wechsel mit dem anderen Bein üben.

② Noch intensiver: Ein Knie anheben und das Becken leicht abheben. Während der Anspannung ausatmen. Beim Ablegen einatmen.

③ Wie vorher, jedoch nach dem Heranziehen des Knies das Bein strecken. Darauf achten, dass beide Oberschenkel parallel sind.

④ Wie vorher, jedoch zusätzlich das Thera-Band® um den Fuß des gestreckten Beines legen und etwa über dem Becken mit beiden Händen festhalten. Dann das Bein in winzigen Bewegungen auf und ab wippen.
Anstrengend ist die Übung, wenn das Becken dabei leicht angehoben ist.

6. Übung

⑤ Entspannt liegen bleiben, wenn es Ihnen angenehm ist, die Unterschenkel auf den Sitzball legen und gelöst zum Beckenboden hinab ein- und ausatmen.

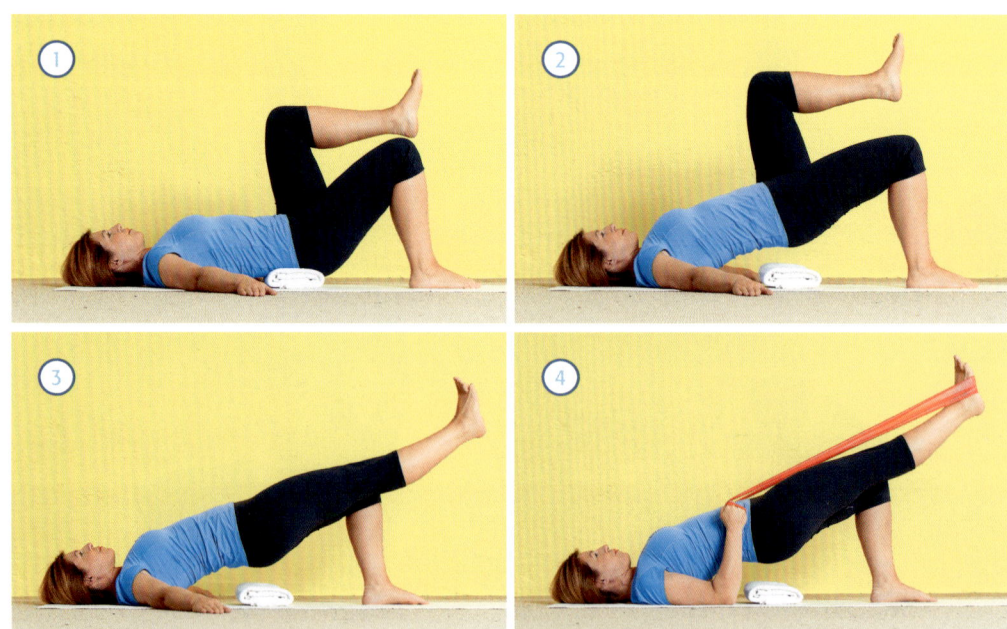

Den Atem einfach fließen lassen. Wo spüren Sie Ihren Atem? Können Sie beim Atemvorgang etwas vom Beckenbodenzwerchfell spüren und wahrnehmen?

Stellen Sie sich auch noch einmal die Lage des Beckenbodens vor, seine Ausmaße, seine Muskelschichten.

Ein aufmerksames Bewusstsein für den Beckenboden ist wichtig, um diesen Muskel trainieren zu können und ihn nicht weiterhin im Alltag überzustrapazieren. Obwohl er nicht sichtbar ist, sollen wir uns seiner Gegenwart immer bewusst sein. Der gezielt zum Beckenboden hinab gelenkte Atem hilft außerdem, diesen mit genügend Nährstoffen und Sauerstoff zu versorgen. Außerdem kann der Atem dazu beitragen, Verspannungen und Verkrampfungen im Becken-, Beckenboden-, Bauch- und Magenbereich zu lösen.

Variation

Aus dieser zuvor beschriebenen, sehr angenehmen und entspannten Lage heraus lassen Sie die Unterschenkel wiederholt nach rechts und links über den Pezzi-Ball rollen, immer abwechselnd nach rechts und links. Genießen Sie die Entspannung des gesamten Körpers und aller Muskeln und vor allem die wunderbare und angenehme Massage im Kreuzbereich.

Sie können bei dieser Übung auch ein Ballkissen oder einen großen Noppenball unter das Becken legen. Nach einer Weile des Hin- und Herrollens bleiben Sie ruhig liegen und spüren der Übung bewusst nach. Dann wiederholen Sie diese noch einmal. Lassen Sie sich ruhig Zeit für diese sehr entspannende Übung. **Der gesunde Beckenboden kann sich anspannen, aber auch entspannen. Nur das hält ihn elastisch.**

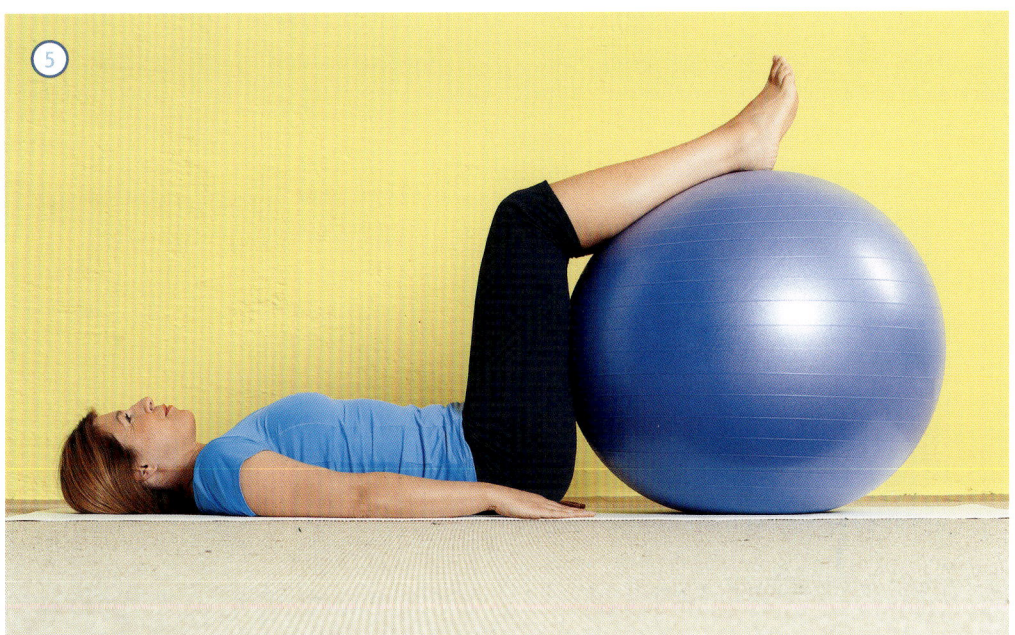

7. Übung

Eine gute Übung gegen Kreuzschmerzen:

① In der Rückenlage legen Sie eine Decke unter Ihr Becken und ziehen beide Knie etwa hüftbreit zum Bauch hin an. Die Hände liegen dabei in den Kniekehlen. Beachten Sie die Dehnung im Kreuz und im unteren Rückenbereich. Atmen Sie bewusst dorthin ein und aus, so lange Sie wollen. Dann die Beine wieder aufstellen oder die Unterschenkel auf einen Hocker oder den Sitzball legen.

Dann strecken Sie die Arme diagonal nach hinten und lauschen nur Ihrem Atem. Spüren Sie die Atemvertiefung im gesamten Organismus? Genießen Sie den weiten und freien Atemraum. Bleiben Sie so lange, wie es Ihnen angenehm ist, in dieser Haltung gelöst und entspannt liegen und konzentrieren Sie sich dabei nur auf das Durchströmtsein mit dem lebensspendenden und auch spannungslösenden Atem. Der venöse Rückstrom des Blutes wird in dieser Lage und in der Atementspannung unterstützt. Der Beckenboden wird zusehends von Druck befreit. Nach einer Weile die Arme bequem neben dem Körper ablegen.

Suchen Sie diese angenehme Atem-, Ruhe- und Entlastungsstellung immer wieder auf. Eine sanfte Entspannungsmusik im Hintergrund kann die Wirkung noch vertiefen. Noch entspannender für den Beckenboden und auch für die Lendenwirbelsäule ist es, wenn das Becken noch höher unterlagert wird: zum Beispiel mit drei kleinen Kissen oder einem Ballkissen, auf dem noch ein Kissen liegt.

8. Übung

Nun noch eine Entspannungs- und Lockerungsübung, die nicht nur guttut und Verkrampfungen im Beckenbereich sowie im Beckenboden löst, sondern auch sehr empfehlenswert gegen Senkung der inneren Organe ist.

Diese Übung ist auch gut bei Menstruationsbeschwerden, da viele Frauen im Beckenboden sehr verkrampft sind.

Stellen Sie in der Rückenlage wieder die Beine auf. Rollen Sie dann entweder einen weichen Redondo-Ball oder einen großen Noppenball unter das Becken und lassen Sie das Becken zunächst schwer darauf liegen. Dann das Becken ein wenig anheben und mit ihm auf dem Ball leicht auf und ab hüpfen.

Dies ergibt eine ganz lockere Schüttelbewegung im gesamten Beckenbereich. Alle inneren Organe werden sozusagen in das Becken hineingeschüttelt. Der Beckenboden wird dadurch voll entlastet.

Danach das Becken schwer auf dem Ball liegen lassen und entspannt nachspüren.

12. Übungsprogramm

Pilates wurde in den 1920er-Jahren von Joseph Pilates, einem nach Amerika ausgewanderten Deutschen, entwickelt und erlebt heute eine echte Renaissance. Pilates ist eine Kombination aus Übungen aus der klassischen Gymnastik, dem Yoga und aus verschiedenen Kampfsportarten. Dabei ist es wichtig, die Aufmerksamkeit auf jede Phase der Bewegung zu lenken. Ein optimales Zusammenspiel von Körper und Geist spielt ebenfalls eine wesentliche Rolle. Heute sind Pilates-Übungen in der Gesundheitsgymnastik überall integriert. Interessant ist dabei, dass für Pilates damals schon die Körpermitte, er nannte es »Powerhouse«, von großer Bedeutung war. Zum Powerhouse gehören vier Muskelgruppen:

- die quer verlaufende Bauchmuskulatur
- die schräge Bauchmuskulatur
- die tief liegenden Rückenstrecker
- die Beckenbodenmuskulatur

Pilates erkannte damals schon, dass all diese Muskelgruppen zusammenarbeiten und ein natürliches Korsett für die Wirbelsäule bilden. So beginnt jede Pilates-Übung aus der Körpermitte heraus.

1. Übung: Ruhestellung

① Beginnen Sie im Vierfüßlerstand. Sie stützen sich auf Hände und Knie, wobei die Knie hüftbreit auseinander stehen. Achten Sie darauf, dass die Knie sich unter den Hüften und die Hände unter den Schultern befinden. Der Rücken bildet bis zum Hinterkopf eine Linie, der Blick ist nach unten gerichtet.

② Atmen Sie in dieser Position ein, dann Bauch und Beckenboden anspannen und mit dem Gesäß ganz zurücksitzen. Die Arme dabei gestreckt lassen. Während der Ausatmung die Muskelspannung halten. Zum Einatmen wieder in den Vierfüßlerstand kommen und die Muskelspannung lösen.

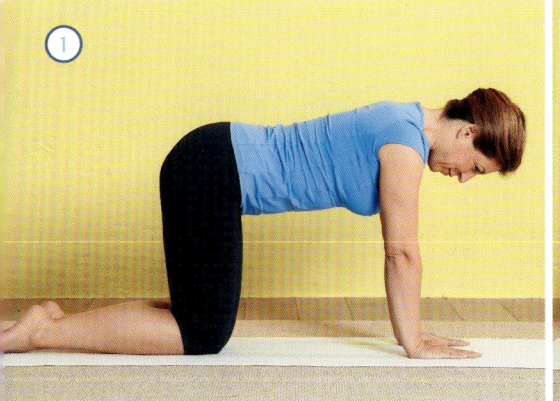

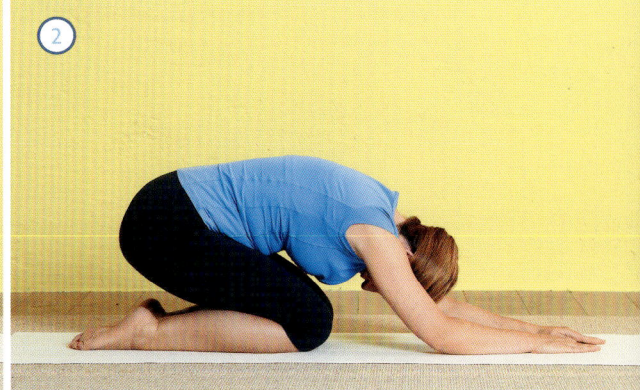

2. Übung: Die Katze

Ausgangsstellung wie vorher im Vierfüßlerstand. Einatmen, wenn der Rücken gerade ist.

① Dann ausatmen und dabei die Handballen in den Boden drücken, die Beckenbodenmuskeln schnüren und anspannen, den Nabel nach innen ziehen und das Steißbein unter dem Körper nach vorne, das Schambein Richtung Nabel und den Nabel nach innen ziehen. Der Rücken wird dabei rund und der Kopf senkt sich zwischen die Arme. Zum Einatmen entspannen und den Rücken wieder gerade machen.

3. Übung: Bauch-Twist

② Rückenlage, Knie hüftbreit auseinander stellen. Beide Hände unter den Kopf legen und einatmen. Beim Ausatmen heben Sie den Kopf mithilfe der rechten Hand ein wenig an und schieben den linken Arm am rechten Oberschenkel vorbei nach vorne. Spannen Sie die Beckenboden- und Bauchmuskeln während der Ausatmung an, dann zurücklegen und einatmen. Dann die Übung zur anderen Seite ausführen und den Kopf mit der linken Hand unterstützen, während der rechte Arm am linken Oberschenkel vorbei nach vorne zieht.

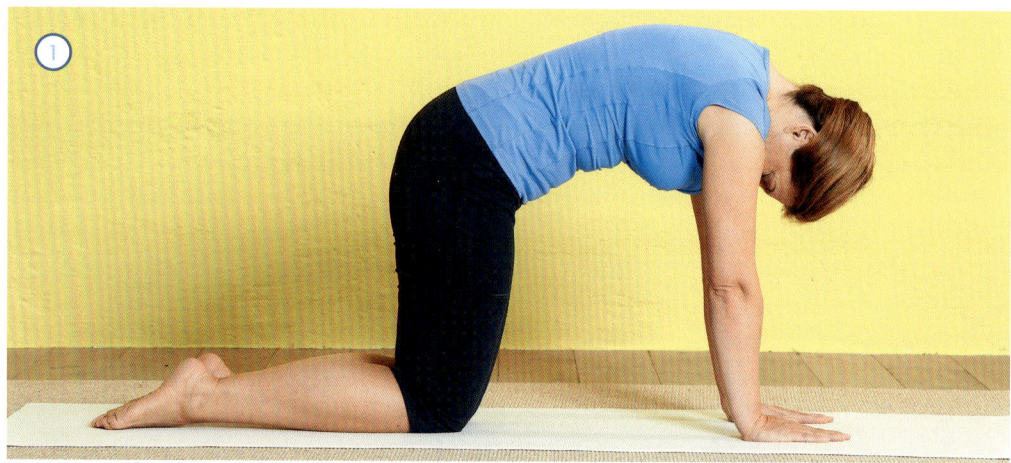

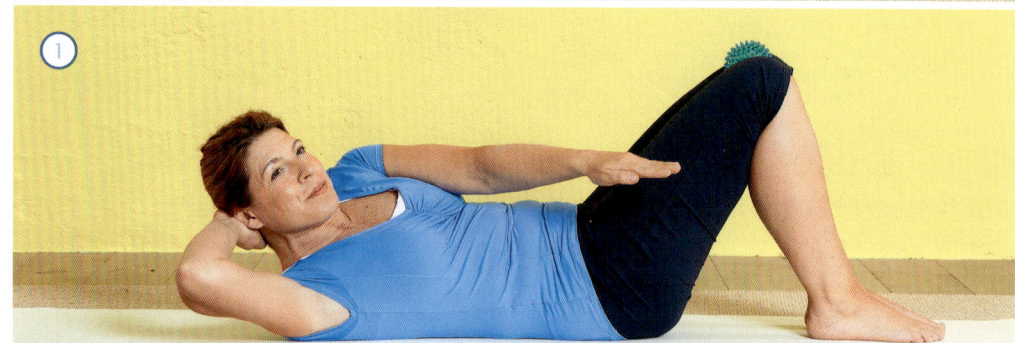

4. Übung: Hüftdrehung

③ Ziehen Sie beide Knie zum Bauch und klemmen Sie einen großen Noppen- oder Redondo-Ball dazwischen. Die Arme liegen gestreckt neben dem Körper.
In dieser Position einatmen. Beim Ausatmen spannen Sie die Bauch- und Beckenboden-muskeln kräftig an und senken beide Knie nach links so weit Richtung Boden, dass die Schul-tern noch am Boden bleiben und Sie die Mus-kelspannung gut halten können. Zum Einatmen die Knie wieder anheben. Beim nächsten Aus-atmen die Knie zur anderen Seite sinken lassen.

5. Übung: The Hundred

④ Platzieren Sie einen Stab auf dem Boden unterhalb des Gesäßes und halten Sie ihn mit den Fingern fest. Die Arme sind gestreckt. Der Rücken liegt gut auf dem Boden. Atmen Sie in dieser Ruheposition ein. Dann Bauch und Beckenboden anspannen, die Knie zum Bauch ziehen, sodass zwischen Ober- und Unterschen-keln ein rechter Winkel entsteht. Dann Kopf und Schultern anheben und mit dem Stab schnelle, kleine Bewegungen auf und ab machen. Stellen Sie sich dabei vor, Sie würden mit den Armen auf der Wasseroberfläche patschen.

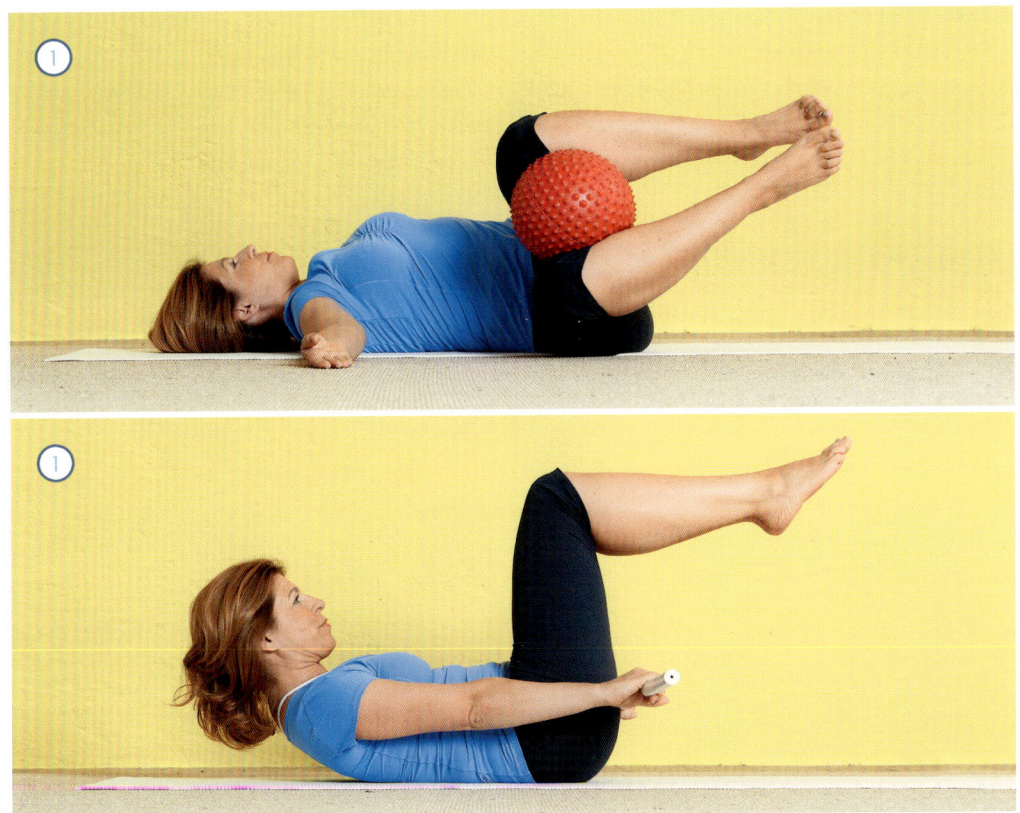

6. Übung: Leg Circle

① Legen Sie sich auf den Boden und stellen Sie die Beine auf. Ziehen Sie dann das rechte Knie zum Bauch und legen Sie ein Thera-Band® oder Seil über die rechte Fußsohle. Strecken Sie dieses Bein in Richtung Decke und spannen Sie das Thera-Band®. Jetzt ausatmen und dabei Bauch- und Beckenbodenmuskeln gut anspannen; gleichzeitig mit dem rechten Bein gleichmäßige Kreise zeichnen. Dann das Knie entspannt zum Bauch ziehen und einatmen. Beim Ausatmen das Bein wieder nach oben strecken und die Kreise in die andere Richtung zeichnen. Diese Übung mit jedem Bein 4- bis 6-mal ausführen. Probieren Sie die Übung auch mit beiden Beinen gleichzeitig.
Zur Intensivierung während des Ausatmens das Becken bei gleicher Beinposition ein wenig anheben und dabei die Beckenbodenspannung halten.

7. Übung: Shoulder Bridge

② Legen Sie sich auf den Rücken und stellen Sie die Beine auf. Die Arme liegen neben dem Körper. Atmen Sie in dieser entspannten Position ein. Dann ausatmen und dabei Bauch- und Beckenbodenmuskeln anspannen sowie das Becken abheben, bis zwischen Knien und Schultern eine Linie entsteht. In dieser Position einatmen. Beim nächsten Ausatmen wieder das »Powerhouse« anspannen und im Wechsel den rechten und linken Fuß anheben. Danach beide Beine abstellen und die Wirbelsäule langsam Wirbel für Wirbel abrollen, bis der Rücken wieder auf dem Boden gut aufliegt.

Variation 1

③ Man kann bei dieser Übung auch das Becken mit den Händen unterstützen, indem man die Hände unter die Hüften legt. Die Ellenbogen stehen dabei unter den Händen.

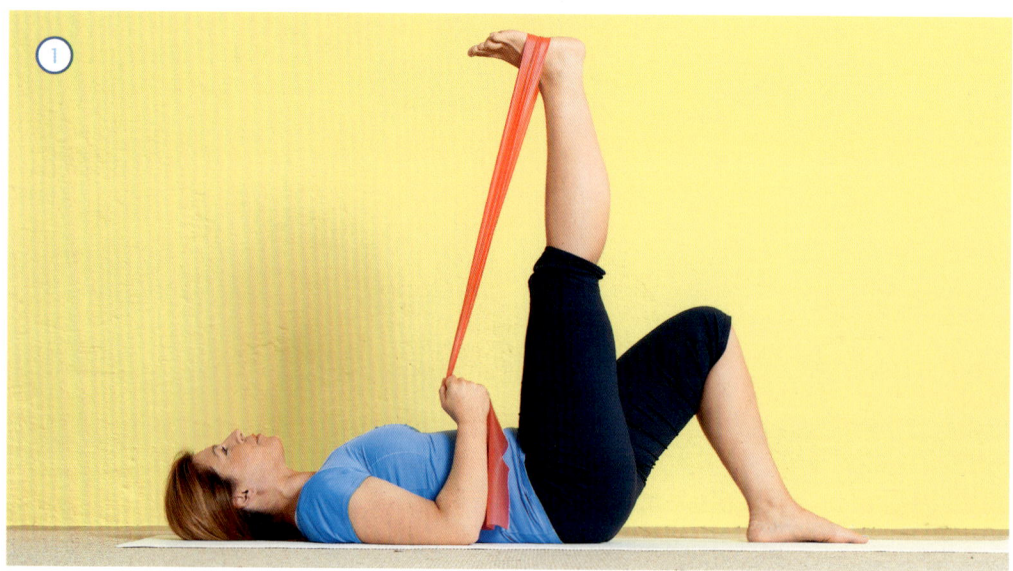

Variation 2

Aus der oben beschriebenen Position spannen Sie zuerst das Powerhouse an und konzentrieren sich stark darauf, dabei ausatmen. Dann heben Sie beim Einatmen das rechte Bein senkrecht nach oben und lassen den Beckenboden entspannt.

Danach das Bein wieder abstellen und den Beckenboden kräftig anspannen und nach innen ziehen. Beim nächsten Einatmen das linke Bein gestreckt nach oben in Richtung Decke strecken.

Beim Ausatmen wieder abstellen und den Beckenboden anspannen. Diese Übung mit jedem Bein 2- bis 4-mal ausführen. Danach das Becken gelöst ablegen und entspannen. Nehmen Sie sich Zeit, um der Übung nachzuspüren.

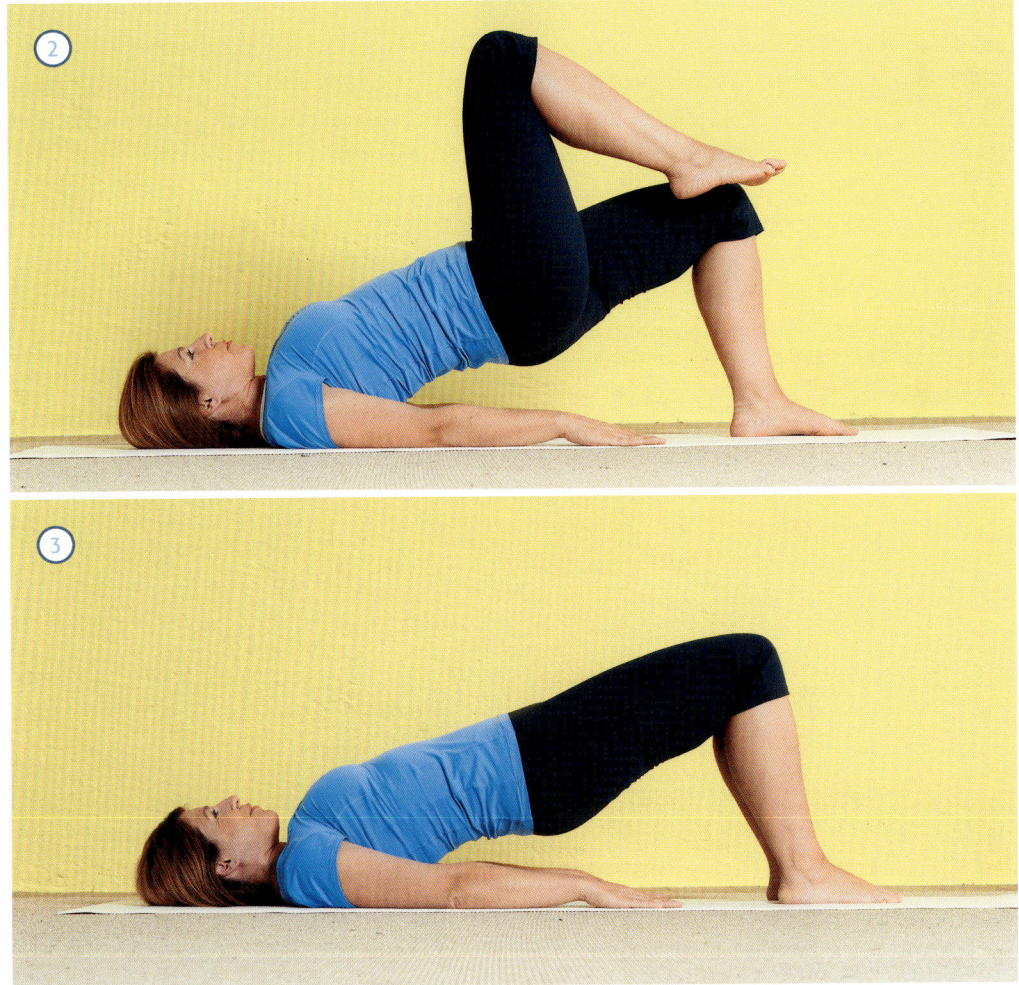

Der Beckenboden im Alltag

Im Alltag wird der Beckenboden meist ziemlich schlecht behandelt. Obwohl seine Lage sehr zentral, nämlich in unserem Körpermittelpunkt liegt, und obwohl er von da aus äußerst wichtige Aufgaben zu erfüllen hat, kommt zunächst kaum jemand auf den Gedanken, ihn mit alltäglichen Belastungssituationen wie z. B. Heben, Tragen, Treppensteigen oder mit Rückenschmerzen in Verbindung zu bringen. Der Beckenboden muss aber im Alltag viel aushalten.

Die konsequente Haltungskontrolle

Nur durch eine konsequente Haltungskontrolle im Alltag kann der Belastungsdruck auf den Beckenboden vermindert werden.

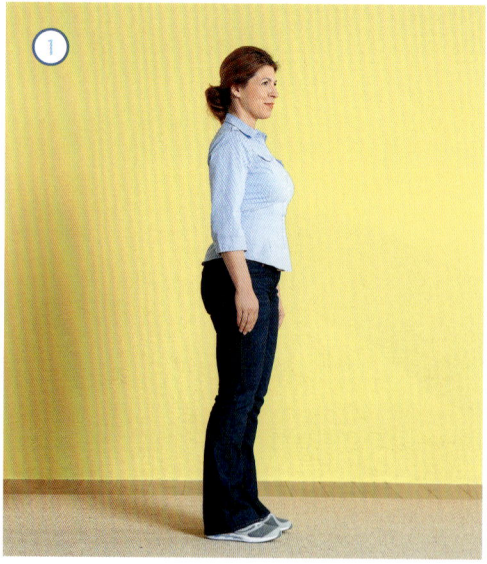

Stehen

① Beim Stehen sollten Sie darauf achten, die Knie nicht ganz durchzudrücken.
Die Bauch- und Beckenbodenmuskulatur anspannen, wodurch auch ein übermäßiges Hohlkreuz vermieden wird.
Je mehr der Bauch nach vorne unten hängt oder je weiter der Unterleib vorgeschoben wird, umso mehr wird der Beckenboden belastet.
Über einem kräftigen Beckenboden und einem aufgerichteten Becken dagegen kann sich die Wirbelsäule ideal aufbauen.

Setzen und aufstehen

② Wenn Sie sich auf einen Stuhl setzen oder von ihm aufstehen, spannen Sie zuerst den Beckenboden an. Hilfreich ist immer, während der Bewegungsphase auszuatmen; beim Üben am besten hörbar durch den Mund.
Dann mit geradem, leicht nach vorn geneigtem Rücken sich setzen, indem man sich zuerst mit dem Gesäß dem Stuhl nähert, oder im umgekehrten Fall das Gesäß abheben und aufstehen. Der Beckenboden bleibt während der Auf- oder Abbewegung angespannt, der Rücken gerade.

Mein Rat

Achten Sie bei allen alltäglichen Arbeiten und Bewegungen auf die richtige Körperhaltung und die Anspannung des Beckenbodens.

Sitzen

③ Hier wird der Beckenboden gedehnt. Ganz schädlich ist die weit verbreitete runde Sitzhaltung, bei der man hinter den Sitzbeinknochen sitzt und die ganze Last der Eingeweide auf den Weichteilen des Beckenbodens lastet. Besser ist das aufrechte Sitzen auf den Sitzbeinhöckern. Man kann diese Knochen unter dem Gesäß mit den Händen erfühlen. Bei dieser Sitzhaltung ist die Wirbelsäule aufgerichtet, und die Last der inneren Organe verteilt sich mehr auf das Schambein und die knöchernen Teile des Beckens.

Heben, Tragen, Treppensteigen

④ Auch beim Heben, Tragen, Treppensteigen, Niesen, Husten oder auch beim Lachen auf die Anspannung des Beckenbodens achten. Ebenso beim Schieben oder Ziehen von Gegenständen.
Den Erfolg werden Sie schon sehr bald spüren. Achten Sie aber darauf, die Muskeln wirklich

Mein Rat

Spannen Sie den Beckenboden während vieler gewöhnlicher Alltagsarbeiten und -situationen an. Das kann beim Staubsaugen oder -wischen genauso sein wie im Büro, beim Telefonieren, beim Fernsehen, beim Zähneputzen, in Konferenzen wie beim Kaffeekränzchen. Aber auch im Auto, in der Warteschlange vor der Kasse oder in der Kantine, selbst beim Spazierengehen können diese unsichtbaren Muskeln gut angespannt werden.

kräftig und lange anzuspannen. Die anschließende Entspannungsphase sollte dann jedes Mal doppelt so lang sein wie die Dauer der Anspannung

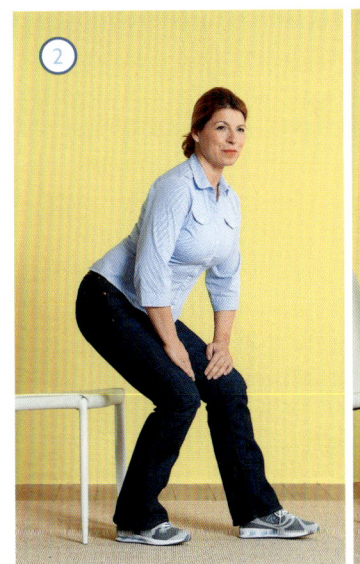

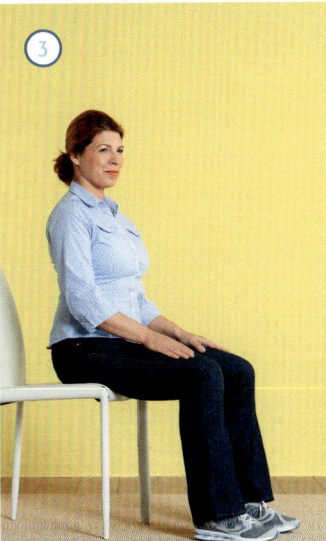

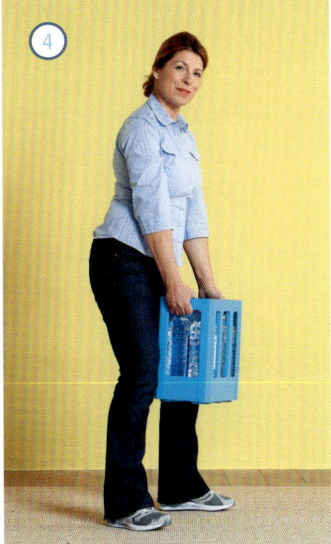

Basis-Wahrnehmungsübungen

Wahrnehmung, Konzentration und Hinein-fühlen sind die Voraussetzung, um die unsichtbaren Beckenbodenmuskeln gezielt kräftigen und entspannen zu können.

Die äußere Beckenbodenschicht

Spannen Sie die Muskeln um Harnröhre und Scheide/Peniswurzel an, indem Sie sich vorstellen, dass Sie den Harnstrahl anhalten. So ziehen Sie automatisch den Ringmuskel um Harnröhre (und Scheide) zusammen. Spüren Sie auch ein leichtes Anheben? Stellen Sie sich vor, wie Sie diesen Muskel **zusammenkneifen oder -schnüren und wieder loslassen.** Oder: kurz antippen/blinzeln und wieder loslassen (ohne Gesäß- und Beinmuskeln einzusetzen). Das Gleiche gilt für den hinteren Afterschließmuskel. Stellen Sie sich hierbei vor, Winde kurz zurückzuhalten und wieder loszulassen.

Die mittlere Beckenbodenschicht

Diese Schicht – der quere Dammmuskel – liegt zwischen den beiden Sitzbeinknochen. Setzen Sie sich aufrecht auf einen Stuhl und legen Sie die Finger unter die Sitzbeinknochen. Stellen Sie sich vor, diese zueinanderzuziehen, dann wieder lockerlassen. Achtung: Nicht die Gesäßmuskeln anspannen (Sie heben nicht vom Stuhl ab)!

Die tiefe Beckenbodenschicht

Die innerste Beckenbodenschicht erstreckt sich von der Innenseite des Kreuzbeins bis zum Schambein und vom Steißbein zu den Sitzbeinknochen. Diese Schicht ist für die Stütze der inneren Organe und unsere Körperhaltung besonders wichtig. Sie arbeitet mit dem Atem-Zwerchfell und der tiefen Bauchmuskulatur zusammen und muss auch in belastenden Situationen wie z. B. beim Husten, Niesen und Lachen gegenhalten. Jedoch besteht sie vor allem aus **glatten Muskelfasern**, die nicht willentlich steuerbar sind, sondern eher reflektorisch und mental.

Stellen Sie sich ein Gummiband tief im Becken zwischen Steißbein und Schambein vor oder legen Sie einen Finger an das Steißbein und einen Finger der anderen Hand an das Schambein. Ziehen Sie die Finger auf einer Stelle etwas auseinander und bewirken Sie dadurch einen kleinen Widerstand. Oder stellen Sie sich vor, das Gummiband verkürzt sich, sodass beide Knochen zueinandergezogen werden.

Känguru-Übung: Stellen Sie sich im aufrechten Stand vor, dass Ihr Steißbein schwer nach unten zieht, als ob ein langer Känguru-Schwanz daran hängen würde. Versuchen Sie diesen nach vorne in Richtung Schambein zu ziehen (einrollen) und wieder lockerzulassen (ausrollen). Das Beckenbodenzwerchfell reagiert auch auf bestimmte Laute reflektorisch. Sprechen Sie nacheinander »lick, nachspüren, lack, nachspüren, luck, nachspüren, lock, nachspüren« und betonen Sie dabei die Endlaute (ck) explosiv. Legen Sie beide Hände unter die Rippen auf den Bauch. Sagen Sie jetzt diese Explosivlaute oder einfach »ch«, »k«, »t«; konzentrieren Sie sich dabei auf die Beckenbodenmuskeln und und spüren Sie auch , wie das Atem-Zwerchfell sich zusammenzieht. Bei allen Übungen bitte Schultern, Gesicht und vor allem den Unterkiefer locker lassen.

Hilfreiche Adressen

Deutsche Kontinenz Gesellschaft e. V.
Friedrich-Ebert-Straße 124
34119 Kassel
www.kontinenz-gesellschaft.de

Inkontinenz Selbsthilfe e. V.
Kirchgasse 9
35305 Grünberg
www.inkontinenz-selbsthilfe.com

Stichwortverzeichnis

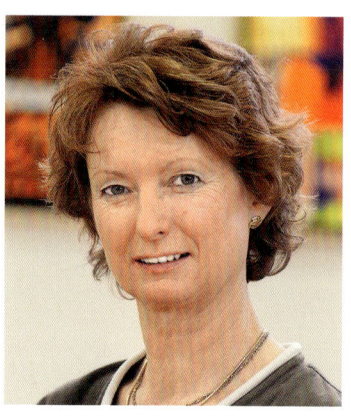

Über die Autorin

Heike Höfler ist staatlich geprüfte Sport- und Gymnastik-
lehrerin. Sie war jahrelang an verschiedenen Kliniken
als Bewegungstherapeutin tätig. Sie unterrichtet jetzt auf
selbstständiger Basis u. a. Beckenbodentraining, gibt be-
sondere Gesichtsgymnastikkurse und leitet Rückenschul-,
Atem- und Gymnastikkurse für Krankenkassen, Volkshoch-
schulen, Bildungswerke, Firmen und Betriebe etc. Sie ist
Autorin zahlreicher Gesundheits- und Fitnessbücher.
Weitere Infos unter: www.heike-hoefler.de

Thera-Band® ist ein geschütztes Warenzeichen der
The Hygenic Corporation Akron Ohio.

Impressum

Bibliografische Information der Deutschen Nationalbibliothek

Die Deutsche Nationalbibliothek verzeichnet
diese Publikation in der Deutschen National-
bibliografie; detaillierte bibliografische Daten
sind im Internet über http://dnb.d-nb.de
abrufbar.

7. überarbeitete Auflage (Neuausgabe des
Titels »Beckenbodengymnastik«)

BLV Buchverlag
GmbH & Co. KG

80636 München

© 2017 BLV Buchverlag GmbH & Co. KG,
München

Bildnachweis
Alle Fotos von Bethel Fath

Grafiken: Jörg Mair, München

Umschlagkonzeption und -gestaltung:
   BLV-Verlag

Umschlagfotos: Vorderseite: Fotolia/onoky;
   Rückseite: Bethel Fath

Lektorat: Maritta Kremmler, Dr. Marion Ónodi,
   Elena Gabler
Herstellung: Angelika Tröger
Layoutkonzept Innenteil: Dorothee Griesbeck,
   griesbeckdesign, München
DTP: Uhl + Massopust, Aalen

Gedruckt auf chlorfrei gebleichtem Papier

Printed in Germany

ISBN 978-3-8354-1644-4

Hinweis
Das vorliegende Buch wurde sorgfältig erar-
beitet. Dennoch erfolgen alle Angaben ohne
Gewähr. Weder Autorin noch Verlag können
für eventuelle Nachteile oder Schäden, die
aus den im Buch vorgestellten Informationen
resultieren, eine Haftung übernehmen.

 www.facebook.com/blvVerlag